Kleine-Gunk

**Phyto-Östrogene:
Die sanfte Alternative während
der Wechseljahre**

Die Autoren

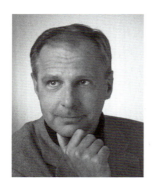

Dr. med. Bernd Kleine-Gunk (*1959) ist Chefarzt der Gynäkologie an der EUROMEDCLINIC in Fürth, Deutschlands größter Privatklinik. Neben gynäkologischen und hormonellen Problemen beschäftigt er sich intensiv mit ernährungsmedizinischen Fragen und ist Spezialist auf dem sich neu entwickelnden Gebiet der Anti-Aging-Medizin. An seiner Klinik hat er ein spezielles Zentrum für Diät- und Ernährungsberatung aufgebaut.

Darüber hinaus ist er Gründer und Leiter des Arbeitskreises „Gynäkologie und Ernährungsmedizin".

Im TRIAS Verlag sind von ihm die Bücher „Die Gebärmutter: Gezielte Hilfe bei Erkrankungen",
„Attraktiv und fit durch die Wechseljahre" sowie „Brustkrebs vorbeugen: So vermindern Sie Ihr Risiko" erschienen.

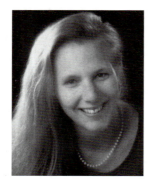

Rebekka Höfer (*1970) ist Diplom-Ökotrophologin. Sie hat in Münster studiert und arbeitet seit 1999 als Ernährungswissenschaftlerin an dem Fürther Zentrum für Diät- und Ernährungsberatung. Zu ihren Arbeitsschwerpunkten gehört die Entwicklung ganzheitlicher Ansätze zur Ernährungsberatung unter besonderer Berücksichtigung medizinischer Aspekte.

Für dieses Buch schrieb sie die lebensmittelkundlichen Kapitel sowie den ausführlichen Rezeptteil.

Dr. med. Bernd Kleine-Gunk

Phyto-Östrogene:
Die sanfte Alternative während der Wechseljahre

- Ohne Nebenwirkungen:
  So helfen Ihnen Pflanzen-Hormone
- In welchen Lebensmitteln sie enthalten sind
- Mit vielen wirksamen Kochrezepten

Unter Mitarbeit von Rebekka Höfer

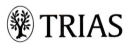

Leserservice

Wenn Sie Fragen oder Anregungen zu diesem Buch haben, schreiben Sie uns:
TRIAS Verlag
Postfach 30 05 04
70445 Stuttgart
oder besuchen Sie uns im Internet unter: www.trias-gesundheit.de

Umschlaggestaltung:
Cyclus · Visuelle Kommunikation, Stuttgart
Fotos vorn und hinten: ZEFA

Programmplanung:
Uta Spieldiener

Redaktion:
Karl Quadt

Bildnachweis:
Gettyimages: S. 12/13; Jump: S. 38/39, 50/51; Ketchum: S. 98/99; ZEFA: S. 20/ 21, 23, 41, 46, 49; Zimmermann: S. 56

*Bibliografische Information
Der Deutschen Bibliothek*
Die Deutsche Bibliothek verzeichnet diese Publikation in der Deutschen Nationalbibliografie; detaillierte bibliografische Daten sind im Internet über http://dnb.ddb.de abrufbar

Wichtiger Hinweis:
Wie jede Wissenschaft ist die Medizin ständigen Entwicklungen unterworfen. Forschung und klinische Erfahrung erweitern unsere Erkenntnisse, insbesondere was Behandlung und medikamentöse Therapie anbelangt. Soweit in diesem Werk eine Dosierung oder eine Applikation erwähnt wird, darf der Leser zwar darauf vertrauen, dass Autoren, Herausgeber und Verlag große Sorgfalt darauf verwandt haben, dass diese Angabe **dem Wissensstand bei Fertigstellung des Werkes** entspricht.
Für Angaben über Dosierungsanweisungen und Applikationsformen kann vom Verlag jedoch keine Gewähr übernommen werden. **Jeder Benutzer ist angehalten,** durch sorgfältige Prüfung der Beipackzettel der verwendeten Präparate und gegebenenfalls nach Konsultation eines Spezialisten festzustellen, ob die dort gegebene Empfehlung für Dosierungen oder die Beachtung von Kontraindikationen gegenüber der Angabe in diesem Buch abweicht. Eine solche Prüfung ist besonders wichtig bei selten verwendeten Präparaten oder solchen, die neu auf den Markt gebracht worden sind. **Jede Dosierung oder Applikation erfolgt auf eigene Gefahr des Benutzers.** Autoren und Verlag appellieren an jeden Benutzer, ihm etwa auffallende Ungenauigkeiten dem Verlag mitzuteilen.

© 2000 Georg Thieme Verlag, Stuttgart
© 2003 TRIAS Verlag in
MVS Medizinverlage Stuttgart
GmbH & Co. KG
Printed in Germany

Satz: Mitterweger & Partner Kommunikationsgesellschaft mbH
Druck: Westermann Druck Zwickau GmbH

Gedruckt auf chlorfrei gebleichtem Papier

ISBN 3-8304-3088-4

Geschützte Warennamen (Warenzeichen) werden **nicht** besonders kenntlich gemacht. Aus dem Fehlen eines solchen Hinweises kann also nicht geschlossen werden, dass es sich um einen freien Warennamen handelt. Das Werk, einschließlich aller seiner Teile, ist urheberrechtlich geschützt. Jede Verwertung außerhalb der engen Grenzen des Urheberrechtsgesetzes ist ohne Zustimmung des Verlages unzulässig und strafbar. Das gilt insbesondere für Vervielfältigungen, Übersetzungen, Mikroverfilmungen und die Einspeicherung und Verarbeitung in elektronischen Systemen.

1 2 3 4 5 6

- **Vorwort zur 2. Auflage**   9
- **Die neu entdeckte Heilkraft von Pflanzen**   13
  - Was Phytoöstrogene alles können   14
  - Wo finden sich Phytoöstrogene?   18
- **Phytoöstrogene helfen durch die Wechseljahre**   21
  - Die Eierstöcke – Organe auf Zeit   22
  - Hitzewallungen – nicht gefährlich, aber lästig   23
  - Da muss man durch! – Muss man?   26
  - Eine Lanze für die Hormonsubstitution – die natürliche Variante   28
  - Unterschiede auch in Asien   30
  - Was Sie sonst noch tun können – Die richtige Ernährung in den Wechseljahren   36
- **Gesund bis auf die Knochen**   39
  - Schleichender Beginn – katastrophale Folgen   40
  - Unsere Knochen – eine Dauerbaustelle   42
  - Osteoporose in Japan – Können auch hier Phytoöstrogene helfen?   44
  - Was Sie sonst noch tun können – Die richtige Ernährung zur Osteoporoseprophylaxe   48
- **Gegen die Verkalkung der Blutgefäße**   51
  - Gefäßschutz mit Altersbegrenzung   52
  - Cholesterin – differenziert betrachtet   55
  - Phytoöstrogene als Radikalenfänger   57
  - Was Sie sonst noch tun können – Die richtige Ernährung zur Arterioskleroseprophylaxe   60

Inhalt

- **Mit Soja & Co. Brustkrebs vorbeugen**   63

  Warum Japanerinnen seltener an Brustkrebs erkranken   64

  Wie wirken Phytoöstrogene gegen Brustkrebs?   64

  Mehr als ein Hormonblocker   67

  Brustkrebsgefahr durch Phytoöstrogene?   70

  Was Sie sonst noch tun können – Die richtige Ernährung zur Brustkrebsprophylaxe   72

  Anti-Aging – der Trend des beginnenden 21. Jahrhunderts   74

- **Wie versorge ich mich mit Phytoöstrogenen?**   77

  Worin stecken die Phytoöstrogene?   78

  Soja – eine von fünf heiligen Pflanzen Chinas   79

  Zu Risiken und Nebenwirkungen ... sind Phytoöstrogene gefährlich?   82

  Die Verarbeitung der Sojabohne   85

      Vollfette Produkte der Sojabohne ...   85

      ... und was man alles daraus machen kann   87

      Entfettete Produkte aus Soja ...   91

      ... und was man daraus machen kann   91

  Sojaprodukte – Wunderkinder aus dem Supermarkt   93

  Phytoöstrogene in der westlichen Küche   94

  Phytoöstrogene in nicht essbaren Pflanzen   96

- **Wo Asien und Europa sich küssen**   99

  Westliche Ernährung und östliches Essen   100

  Asienläden – eine bunte fremde Welt   100

Inhalt

Der Rezepteteil	103
Süßer Sojabohnenquark	104
Frischkornmüsli mit Soja	105
Gemüsebrühe	106
Eintopf mit roten Linsen und Tofu	107
Fisch und Lauch in heller Misosuppe	108
Bunter Bauernsalat	109
Rohkost mit Tofudressing	110
Auberginen-Zucchini-Salat	111
Sommerlicher Fenchelsalat	112
Winterlicher Rohkostsalat	113
Italienischer Gemüseauflauf	114
Spinatgratin mit Krabben und Lachs	115
Gratiniertes Fischfilet mit Tofu	116
Gemüselasagne	117
Auberginen-Fleisch-Pfanne	118
Hähnchenkeulen chinesischer Art	119
Chinesische Tomatensuppe	120
Kartoffel-Fenchel-Gratin	121
Zucchiniboote	122
Chicorée in Tofuragout	123
Seezunge im Gemüsebett	124
Pochierter Lachs mit Gurkenragout	125
Gebackener Zander im Reisbett	126
Fischragout mit Tofu	127
Tofucreme mit Obst	128
Gefüllte Aprikosen	129
Äpfel mit Zuckerfäden	130
Obstsalat mit Nüssen und Tofu	131
Sojashake	132
Wellnessdrink	133
Präparate mit Phytoöstrogenextrakten	134
Sachverzeichnis	136
Rezepteverzeichnis	137

Vorwort zur 2. Auflage

Die Ergebnisse medizinischer Studien sind selten so interessant, dass sie es in den allgemeinen Nachrichtenteil schaffen. Zumeist werden sie in entsprechenden Fachjournalen veröffentlicht und auch nur von den jeweiligen Fachärzten zur Kenntnis genommen. Im Sommer 2002 dagegen haben die Resultate einer klinischen Studie weltweit für ein beträchtliches Medieninteresse gesorgt und die gynäkologische Fachwelt in erhebliche Aufregung versetzt. In den Vereinigten Staaten war nach sieben Jahren die so genannte Womens-Health-Initiative (WHI-Studie) vorzeitig abgebrochen worden.

Ziel dieser bisher größten plazebokontrollierten Studie an rund 16 500 Amerikanerinnen war es, herauszufinden, ob die langfristige Gabe von Hormonersatzpräparaten Frauen nach den Wechseljahren vor Herz-Kreislauf-Erkrankungen wie Herzinfarkt und Schlaganfall schützt. Vieles sprach dafür. Vor den Wechseljahren bekommen Frauen nur sehr selten Herz-Kreislauf-Erkrankungen. Erst nach Eintritt der Menopause, also mit dem Versiegen der Hormonproduktion, nähert sich auch bei Frauen die Herzinfarktrate derjenigen der Männer. Was also liegt näher, als nach den Wechseljahren die fehlenden Östrogene und Gestagene in Form von Hormonsubstitutionspräparaten zu ersetzen und damit Herz-Kreislauf-Erkrankungen vorzubeugen?

Es kam dann allerdings ganz anders. Die WHI-Studie wurde vorzeitig abgebrochen. Grund: Die Herzinfarktrate war nicht, wie erwartet, gesunken, sondern deutlich angestiegen. Gleiches gilt für die Schlaganfälle. Auch die Brustkrebsrate zeigte sich mit 26 Prozent deutlich erhöht. Für viele war dies ein Schock. Für Millionen von Frauen, die Hormonsubstitutionspräparate einnehmen, für die Gynäkologen, die entsprechende Therapien empfehlen, weil sie sich davon einen hohen gesundheitlichen Nutzen versprechen und nicht zuletzt auch für die pharmazeutische Industrie, die aus dem Verkauf der entsprechenden Präparate nicht unerhebliche Gewinne zieht. Zwar gab es im Rahmen der WHI-Studie auch positive Effekte zu vermelden – etwa eine Senkung von Schenkelhalsbrüchen und Dickdarmkrebsen – doch insgesamt waren die Daten so negativ, dass die Leiter der Studie

Vorwort

meinten, es nicht länger verantworten zu können, Frauen mit diesen Präparaten zu behandeln. In ihrem Kommentar sprachen sie dann auch die eindeutige Empfehlung aus, kombinierte Hormonersatzpräparate nicht mehr zur Langzeitsubstitution, also länger als fünf Jahre einzusetzen.

Es hat, insbesondere von europäischen Gynäkologen, reichlich Kritik an dieser Studie gegeben. Vieles an dieser Kritik ist berechtigt. Wir werden dies in einem eigenen Kapitel noch näher besprechen. Bei aller Kritikwürdigkeit der Studie bleibt aber dennoch festzuhalten: Das Konzept, das viele Gynäkologen noch bis vor kurzem vertreten haben, nämlich die Wechseljahre zu einer Hormonmangelerkrankung zu erklären und daraus die Forderung „Östrogene für alle, am besten bis ins Grab" abzuleiten, ist nicht länger haltbar.

Eine langfristige Hormonsubstitution bringt – an dieser Erkenntnis führt nach Abbruch der WHI-Studie kein Weg mehr vorbei – einer ganzen Reihe von Frauen mehr Schaden als Nutzen. Es gilt also, die Notwendigkeit für eine solche Therapie in Zukunft sehr viel vorsichtiger zu beurteilen. Vor allem aber gilt es, Alternativen für all jene Frauen anzubieten, die auf eine Hormonsubstitution in Zukunft besser verzichten sollten oder diesem Therapieansatz aus prinzipiellen Gründen sowieso ablehnend gegenüberstehen.

Denn die Probleme, die die Wechseljahre mit sich bringen können – von Hitzewallungen über Osteoporose und Herz-Kreislauf-Erkrankungen bis zu Veränderungen der Haut –, bestehen ja weiterhin. Viele dieser Probleme werden sich in Zukunft sogar noch verstärken, denn die durchschnittliche Lebenserwartung von Frauen in der westlichen Welt steigt weiter. Und damit auch die Zeit, welche Frauen nach den Wechseljahren in einem Hormonmangelzustand verbringen.

Alternativen zur klassischen Hormonersatztherapie sind also gefragt. Dieser Ratgeber stellt Ihnen diejenige Alternative vor, die zur Zeit zu den vielversprechendsten gehört: Phytoöstrogene. Die „sanften Pflanzenhormone" zeigen – wenn auch in schwächerer Form – viele der positiven Wirkungen, die auch klassische Hormonersatzpräparate aufweisen; allerdings ohne deren unerwünschte Risiken und Nebenwirkungen. Der vorliegende Ratgeber erschien erstmals im Jahr 2000, als der Begriff Phytoöstrogene noch für viele unbekannt war. Mehr als 20 000 verkaufte Exemplare zeigen jedoch, wie groß das Interesse an diesem Thema ist. In den wenigen Jahren seit Erscheinen der ersten Auflage hat sich darüber hinaus das Wissen um die pflanzlichen Hormone enorm erweitert, so dass nun bereits nach kurzer Zeit eine überarbeitete und erweiterte Neuauflage notwendig wurde. Wechseljahre sind keine Krankheit, aber eine Lebensphase, in der Frauen vermehrt auf ihre Gesundheit achten sollten. Hierfür die notwendigen Informationen und auch ein wenig Hilfe anzubieten, ist das Anliegen dieses Ratgebers.

Dr. med. B. Kleine-Gunk

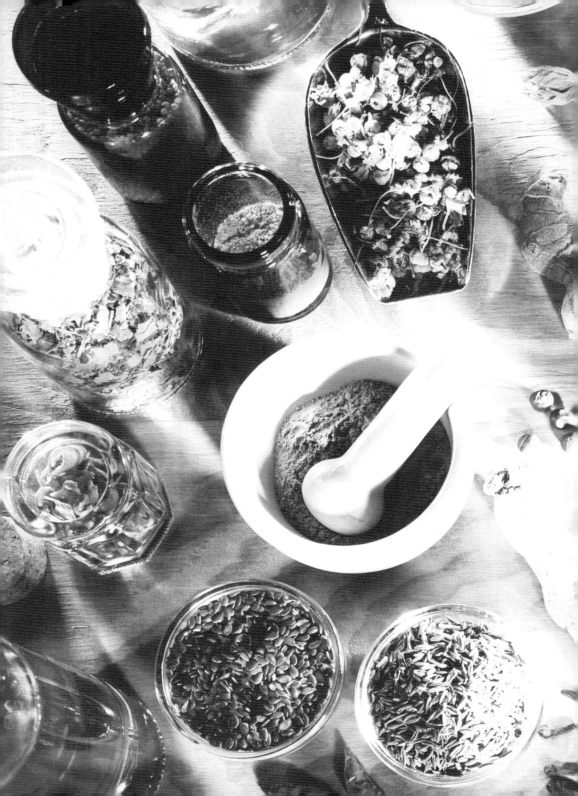

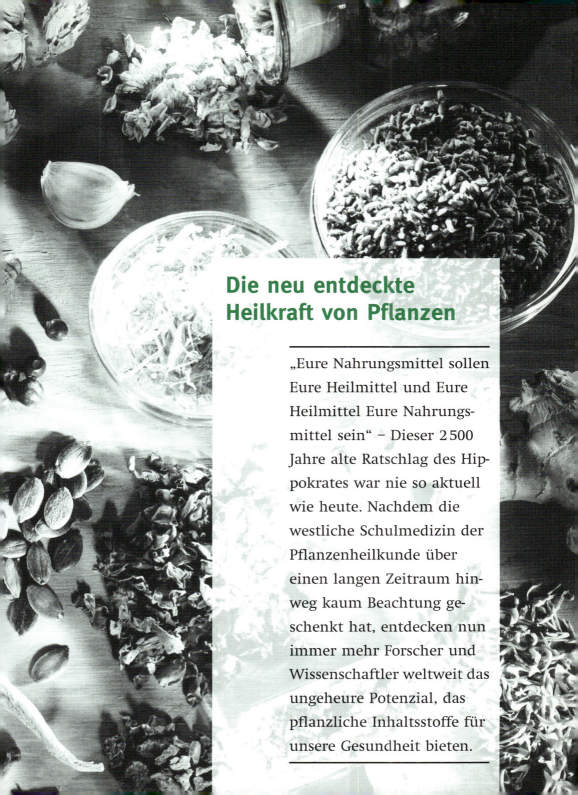

Die neu entdeckte Heilkraft von Pflanzen

„Eure Nahrungsmittel sollen Eure Heilmittel und Eure Heilmittel Eure Nahrungsmittel sein" – Dieser 2 500 Jahre alte Ratschlag des Hippokrates war nie so aktuell wie heute. Nachdem die westliche Schulmedizin der Pflanzenheilkunde über einen langen Zeitraum hinweg kaum Beachtung geschenkt hat, entdecken nun immer mehr Forscher und Wissenschaftler weltweit das ungeheure Potenzial, das pflanzliche Inhaltsstoffe für unsere Gesundheit bieten.

Was Phytoöstrogene alles können

Wir wissen inzwischen, wie wichtig Vitamine und Spurenelemente für unser Immunsystem sind, wir kennen die Bedeutung pflanzlicher Ballaststoffe für unsere Verdauung und wir nutzen sekundäre Pflanzenstoffe zur Abwehr der zerstörerischen Freien Radikale in unserem Körper.

Der Begriff Phytoöstrogene setzt sich aus griechisch „phytos" für Pflanze und Östrogene, dem medizinischen Fachbegriff für die weiblichen Geschlechtshormone, zusammen.

Nun jedoch kommt noch eine weitere Erkenntnis hinzu, die der Ernährungswissenschaft ein völlig neues Feld erschließt: Pflanzen können auch unser Hormonsystem beeinflussen. Mehr noch – sie produzieren sogar eigene Hormone, die den unseren sehr ähnlich sind und somit im menschlichen Organismus hormonähnliche Wirkungen entfalten. Die Rede ist von den Phytoöstrogenen.

Die Faszination, die das Thema Phytoöstrogene derzeit auslöst, ist nicht zuletzt dadurch begründet, dass diese Pflanzenhormone offensichtlich der Schlüssel zu einer ganzen Reihe von Phänomenen sind, die wir bereits seit langem kennen, die bislang medizinisch aber kaum erklärbar waren.

Warum Japanerinnen keine Hitzewallungen haben

Zu diesen Phänomenen gehört unter anderem die Tatsache, dass asiatische Frauen viel weniger an Wechseljahresbeschwerden leiden als Europäerinnen oder Amerikanerinnen. Hitzewallungen – das klassische Symptom klimakterischer Beschwerden im Westen – sind zum Beispiel in Japan so selten, dass es dafür nicht einmal ein eigenes Wort gibt!

Vor allem Sojaprodukte weisen eine hohe Konzentration an Phytoöstrogenen auf.

Lange schon vermuteten Wissenschaftler, dass hierfür nicht nur Unterschiede im soziokulturellen Erleben der Wechseljahre verantwortlich sein können. Des Rätsels Lösung liegt offensichtlich in der anderen, der japanischen Ernährungsform. Diese beruht im Wesentlichen auf der Verwendung von Soja. Und Soja ist das Nahrungsmittel mit der bei weitem höchsten Konzentration an Phytoöstrogenen. Japanische Frauen betreiben also mit ihrer Ernährung das, was viele Gynäkologen ihren Patientinnen in den Wechseljahren per Rezept verordnen: eine Hormonersatztherapie. Nur holen sie sich ihre Hormonersatzpräparate nicht aus der Apotheke, sondern beim Lebensmittelhändler: in Form von Sojaprodukten.

Wir werden uns in diesem Ratgeber intensiv mit der Frage beschäftigen, inwieweit auch europäische Frauen in den Wechseljahren von der Wirkkraft der Phytoöstrogene profitieren können und inwieweit diese natürlichen Hormone eine Alternative zur medikamentösen Hormonsubstitution darstellen.

Natürliche Phytoöstrogene weisen ein sehr breites gesundheitliches Wirkungsspektrum auf und können somit die Einnahme zahlreicher Medikamente unnötig machen.

Wirkungen bis auf die Knochen

Japanerinnen schützen sich mit ihrem hohen Phytoöstrogenkonsum jedoch nicht nur vor den lästigen Hitzewallungen. Sie beugen auch – ganz wie die klassische Hormonersatztherapie – organischen Hormonmangelerkrankungen vor. Hierzu gehören in erster Linie die Osteoporose und die Arteriosklerose. Der Beweis: Japans Frauen weisen – obwohl sie durch ihren zierlichen Körperbau eigentlich besonders gefährdet sind – deutlich weniger Osteoporose auf als Frauen in westlichen Ländern.

Mit der allgemein steigenden Lebenserwartung werden die Osteoporose und die mit ihr einhergehenden Folgeerkrankungen zu einem immer wichtigeren Gesundheitsthema. Der Frage, ob durch die sanften Pflanzenhormone eine wirksame Prophylaxe des schleichenden Knochenverlustes möglich ist, haben wir daher ein eigenes Kapitel gewidmet.

Eine Sojablüte. Soja ist das Nahrungsmittel mit der bei weitem höchsten Konzentration an Phytoöstrogenen.

Cholesterinsenker aus der Sojabohne

Ein weiterer Grund, weshalb Gynäkologen ihren Patientinnen eine Hormonersatztherapie empfehlen, ist die Tatsache, dass Östrogene sich auch günstig auf die Blutfette auswirken. Durch die Einnahme von Hormonersatzpräparaten erhoffte man sich daher eine Senkung von Herz-Kreislauf-Erkrankungen. Eine Hoffnung, die sich nach den neuesten Studien offensichtlich nicht erfüllt hat. Auch hier bieten sich die Phytoöstrogene als Alternative an. Sie senken nicht nur die Cholesterinspiegel, sondern werden inzwischen sogar gezielt zur Therapie von Fettstoffwechselstörungen und zur Prävention von Herz-Kreislauf-Erkrankungen eingesetzt. Im Gegensatz zur klassischen Hormonsubstitution lässt sich dieser Effekt der Phytoöstrogene jedoch nicht nur für Frauen in den Wechseljahren nutzen. Die positiven Auswirkungen der Phytoöstrogene auf die Blutfette zeigen sich in jedem Lebensalter – und auch bei Männern. Ein weiteres Kapitel befasst sich daher mit den Möglichkeiten, die die Phytoöstrogene zur Behandlung von Herz-Kreislauf-Erkrankungen bieten.

Phytoöstrogene – Hoffnung gegen den Brustkrebs

Neben einer Erhöhung des Thromboserisikos und einem ungünstigen Effekt bei Frauen mit vorgeschädigten Gefäßen gibt es noch ein weiteres Problem der Hormonersatztherapie: Die langfristige Einnahme von Östrogenpräparaten hat eine leichte Erhöhung des Brustkrebsrisikos zur Folge. Wie sieht es damit in Japan aus? Führt der jahrzehntelange Konsum hoch dosierter Phytoöstrogene bei Japanerinnen ebenfalls zu einer Erhöhung des Brustkrebsrisikos?

Die Töchter japanischer Einwanderinnen weisen bereits das gleiche Brustkrebsrisiko auf wie Amerikanerinnen selbst.

Das genaue Gegenteil ist der Fall. Japanerinnen erkranken fünfmal seltener an Brustkrebs als Europäerinnen oder Amerikanerinnen. Dass dieses nicht durch genetische Faktoren bedingt ist, konnte durch so genannte Migrationsstudien belegt werden: Bei Japanerinnen, die in die USA ausgewandert waren, steigt das Risiko an Brustkrebs zu erkranken ebenfalls – und zwar umso mehr, je länger diese in ihrer neuen Heimat leben und somit ihre traditionellen Ernährungsgewohnheiten aufgeben.

Phytoöstrogene sind die SERMs der Natur!

Die Erklärung für dieses erstaunliche Phänomen: Phytoöstrogene wirken wie so genannte „Designerhormone". An einigen Organsystemen, wo die Östrogenwirkung erwünscht ist, zum Beispiel am Knochen- oder Gefäßsystem, entfalten sie ihre östrogenartige Wirkung. An anderen Organsystemen, vor allem am Brustdrüsengewebe, wirken sie dagegen wie Hormonblocker und senken damit das Brustkrebsrisiko. Sie ähneln mit dieser differenzierten Hormonwirkung einer neuen Substanzklasse von Medikamenten, die die pharmazeutische Industrie seit einigen Jahren für teures Geld auf den Markt gebracht hat. Die so genannten SERMs (Selektive Estrogen-Rezeptor-Modulatoren) werden ebenfalls zur

Vorbeugung von Osteoporose eingesetzt und vermindern gleichzeitig das Brustkrebsrisiko.

Auch Männer profitieren von der Pflanzenkraft

Nicht nur der Brustkrebs ist in Japan selten. Auch das Prostatakarzinom, der häufigste bösartige Tumor des Mannes, kommt in Japan deutlich weniger vor. Der Krebs der Vorsteherdrüse gehört ebenfalls zu den so genannten hormonabhängigen Tumoren, das heißt, sein Wachstum wird durch Hormone gefördert bzw. durch Hormonblocker gebremst. Phytoöstrogene wirken auch an der Prostata als Hormonblocker und bieten somit erstmals auch Männern die Möglichkeit, sich wirksam gegen diesen tückischen Krebs zu schützen.

Die Wirkpalette ist breit gefächert

Neben ihren hormonellen bzw. antihormonellen Wirkungen weisen Phytoöstrogene darüber hinaus noch eine ganze Reihe weiterer Eigenschaften auf, die gezielt gegen das Wachstum von Krebszellen gerichtet sind. Phytoöstrogene haben ein ausgeprägtes antioxidatives Potenzial, sind also in der Lage, so genannte Freie Radikale in unserem Körper abzufangen, denen ebenfalls eine entscheidende Rolle bei der Krebsentstehung zugeschrieben wird. Zudem wirken sie als Angiogenesehemmer, das heißt, sie unterbinden die Blutversorgung von Krebsgeschwülsten und lassen diese somit regelrecht „verhungern".

All dies macht die Phytoöstrogene zu den derzeit wohl interessantesten Pflanzenstoffen mit Krebs vorbeugender Wirkung. Das National Cancer Institute der USA hat darauf reagiert und in großem Umfang in die Erforschung dieser Wirkung von Phytoöstrogenen investiert. In diesem Ratgeber informieren wir Sie auch über den neuesten Kenntnisstand zum Thema Phytoöstrogene und Krebsvorsorge.

Die Bedeutung der Phytoöstrogene zeigt sich an mittlerweile mehr als 300 wissenschaftlichen Artikeln in medizinischen Fachzeitschriften, die zu diesem Thema erschienen sind.

Phytoöstrogene für die Schönheit

Es sind aber nicht nur so schwerwiegende Erkrankungen wie Osteoporose, Herzinfarkt oder Brustkrebs, die für Frauen nach

Hormonmangel lässt die Haut austrocknen. Phytoöstrogene wirken als „hormonelle Kosmetika".

den Wechseljahren ein Problem darstellen. Manche leiden unter ganz anderen Veränderungen, die zwar deutlich weniger gravierend sind, aber dennoch als äußerst störend empfunden werden. Hierzu gehört vor allem eine zunehmend schlaffer und faltiger werdende Haut. Die Haut ist unser größtes Organ und unterliegt einer ausgeprägten hormonellen Beeinflussung. Ein Mangel an Hormonen führt daher schnell zu sichtbaren Folgen. Im Rahmen der „Hormonkosmetik" werden Geschlechtshormone in Form von Salben oder Cremes gezielt zur Erlangung kosmetischer Effekte eingesetzt. Diese Präparate sind zwar äußerst effektiv, aber auch sehr teuer. Darüber hinaus sind sie im freien Handel nicht erhältlich. Da Hormone als medizinische Inhaltsstoffe der Rezeptpflicht unterliegen, müssen Hormonkosmetika vom Arzt verordnet und vom Apotheker individuell hergestellt werden. Eine Aufgabe, die nicht jede Apotheke gleich gut erfüllt. In einem eigenen Abschnitt (siehe Seite 74) stellen wir Ihnen neueste Forschungsergebnisse vor, die den Einfluss von Phytoöstrogenen auf die Haut und ihren Einsatz im Rahmen der Kosmetik untersuchen.

Wo finden sich Phytoöstrogene?

Wenn wir Phytoöstrogene medizinisch nutzen wollen, ist es von entscheidender Bedeutung, diese nicht nur gelegentlich zu konsumieren, sondern regelmäßig und in ausreichender Menge zuzuführen. Hieraus ergibt sich eine Reihe von Fragen: Welche Nahrungsmittel enthalten Phytoöstrogene und in welchen Konzentrationen? Wie wirkt sich die Verarbeitung von Lebensmitteln auf deren Phytoöstrogengehalt aus? Kann der Phytoöstrogenbedarf nur über die Nahrung gedeckt werden oder sind Nahrungsergänzungen sinnvoll? Auch auf diese Fragen geben wir Ihnen in einem eigenen Kapitel Antwort.

Schließlich stellen wir Ihnen in einem umfangreichen Rezeptteil eine Auswahl von abwechslungsreichen Gerichten vor, mit denen Sie die sanften Pflanzenhormone auf gesunde und schmackhafte Weise in Ihren täglichen Speiseplan integrieren können. Klassische asiatische Gerichte werden dabei auf phantasievolle

Weise mit europäischen Nahrungsmitteln kombiniert. Gleichzeitig erhalten Sie einen kleinen Einblick in die aufregende Kultur der Küchen Asiens.

Designerhormone von Mutter Natur

Phytoöstrogene gehören zu den interessantesten Neuentdeckungen auf dem Gebiet der pflanzlichen Wirkstoffe. Unser Ratgeber liefert Ihnen einen Überblick über den derzeitigen Stand der Forschung und hilft Ihnen, die vielfältigen Wirkungsweisen der Phytoöstrogene optimal für Ihre Gesundheit zu nutzen.

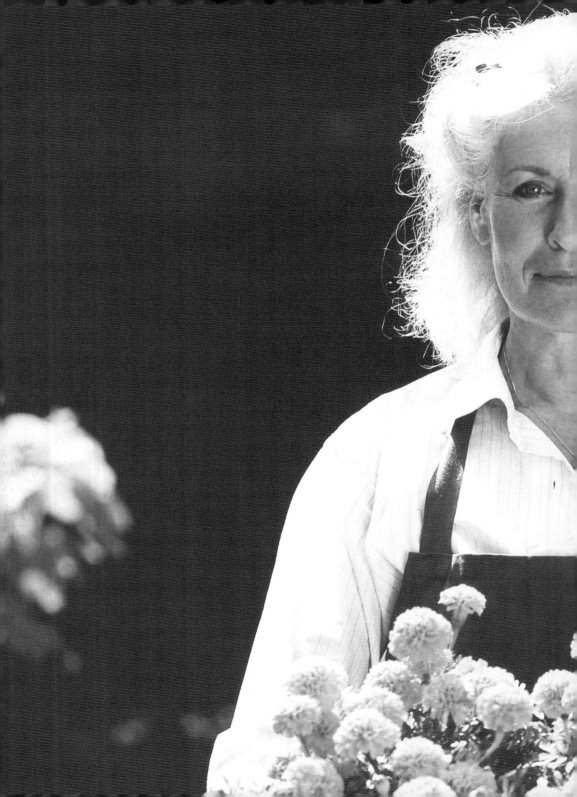

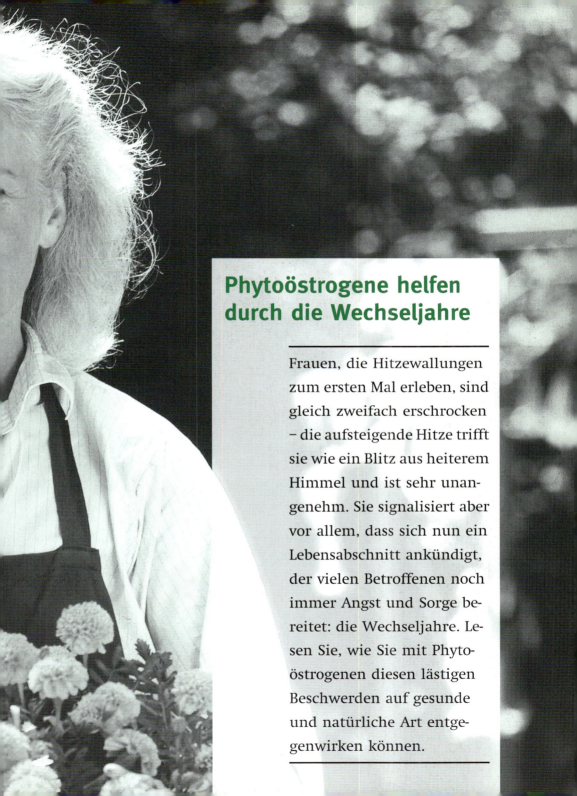

Phytoöstrogene helfen durch die Wechseljahre

Frauen, die Hitzewallungen zum ersten Mal erleben, sind gleich zweifach erschrocken – die aufsteigende Hitze trifft sie wie ein Blitz aus heiterem Himmel und ist sehr unangenehm. Sie signalisiert aber vor allem, dass sich nun ein Lebensabschnitt ankündigt, der vielen Betroffenen noch immer Angst und Sorge bereitet: die Wechseljahre. Lesen Sie, wie Sie mit Phytoöstrogenen diesen lästigen Beschwerden auf gesunde und natürliche Art entgegenwirken können.

Die Eierstöcke – Organe auf Zeit

Etwa 30 bis 40 Jahre lang reift in den weiblichen Eierstöcken Monat für Monat ein Eibläschen heran. Dieses springt etwa in der Zyklusmitte und bildet – falls es von einer männlichen Samenzelle befruchtet wird – die Grundlage für neues menschliches Leben. Kommt es nicht zu einer Schwangerschaft, stößt die Gebärmutter die eigens für diesen Zweck aufgebaute Schleimhaut ab – die Menstruationsblutung tritt ein.

Die weiblichen Eierstöcke sind von vornherein als „Organe auf Zeit" angelegt. Etwa mit Ende vierzig, spätestens jedoch mit Mitte fünfzig ist ihre Zeit abgelaufen. Die monatliche Eireifung kommt zum Erliegen, die Eierstöcke bilden sich allmählich zurück. Dieses Phänomen tritt fast ausschließlich beim Menschen auf, lässt sich biologisch aber schlüssig erklären.

Warum haben Tiere keine Wechseljahre?

Unter allen Säugetieren benötigt der Mensch bei weitem am längsten zur Aufzucht seines Nachwuchses. Da die Fortpflanzungsfähigkeit einer Frau viele Jahre vor ihrem biologischen Tod endet, ist sichergestellt, dass eine Mutter ihr letztes Neugeborenes noch bis zur Selbstständigkeit großziehen kann.

Wechseljahre sind keine Krankheit, sondern ein normaler Umstellungsprozess im weiblichen Körper, mit dem das Ende der Fortpflanzungsfähigkeit eingeleitet wird.

Nun findet allerdings in den Eierstöcken nicht nur die Eireifung statt, sondern auch die Produktion weiblicher Geschlechtshormone – der Östrogene und Gestagene. Mit der Rückbildung der Eierstöcke lässt auch sie nach. Dieses allmähliche Versiegen der Geschlechtshormone dient dabei keinem biologischen Zweck – es ist vielmehr eine unerwünschte Nebenwirkung der Beendigung der Fruchtbarkeit. Wir wissen inzwischen, dass der daraus resultierende Hormonmangel zu einer Reihe von Problemen führen kann. Dies betrifft sowohl den vegetativen wie auch den organischen Bereich.

Hitzewallungen – nicht gefährlich, aber lästig

Bei den vegetativen Beschwerden stehen die Hitzewallungen an erster Stelle. Sie treffen die Frauen meist völlig unvorbereitet: Hitzewallungen äußern sich in einem kribbelnden Gefühl, das im Brustbereich beginnt und sich rasch nach oben fortsetzt. Das Blut schießt in den Kopf, die Haut rötet sich, kleine Schweißperlen treten hervor. Häufig ist die aufsteigende Hitze mit einem unangenehmen Beklemmungsgefühl oder auch Herzrasen verbunden. Nach nur wenigen Minuten ist der Spuk wieder vorbei – und hinterlässt zumeist ein unangenehmes Frösteln. Hitzewallungen sind ein typisches, aber keineswegs zwangsläufiges Zeichen des beginnenden Klimakteriums, wie die Wechseljahre mit dem medizinischen Fachbegriff heißen.

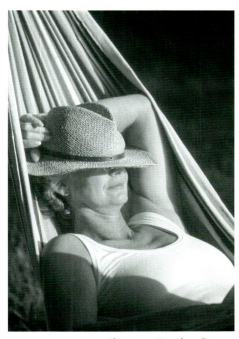

Als unerwünschte Begleiterscheinung des allmählichen Versiegens der Geschlechtshormone treten oft Hitzewallungen auf.

■ Nicht alle sind betroffen

Etwa 30 Prozent aller Frauen durchleben die Wechseljahre ohne nur eine einzige Hitzewallung oder andere vegetative Beschwerden zu bekommen. Weitere 30 Prozent verspüren zwar gelegentlich eine aufsteigende Hitze, werten diese jedoch allenfalls als Teil von „Befindlichkeitsstörungen", denen sie keine besondere Bedeutung beimessen. Bleibt jedoch ein weiteres Drittel von Frauen, die von Hitzewallungen so stark betroffen sind, dass dadurch ihre Lebensqualität nachhaltig beeinträchtigt wird. 20, 30 oder noch mehr Hitzewallungen täglich sind dabei keine Ausnahme. Gelegentlich sind die Wallungen so stark, dass anschließend sogar die Wäsche gewechselt werden muss. Häufig treten die Schweißausbrüche auch nachts auf und stören dadurch den Schlaf ganz empfindlich.

Die Forschung tappt noch im Dunkeln

Ein Hoffnungsschimmer bleibt: Mit Abschluss der hormonellen Umstellungsphase nach den Wechseljahren hören meist auch die Hitzewallungen auf.

Es ist für die gynäkologische Forschung fast ein wenig peinlich, aber wir müssen es zugeben: Hundertprozentig geklärt ist die Frage noch immer nicht, wodurch genau diese Hitzewallungen eigentlich bedingt werden. So viel allerdings ist klar: Es ist nicht so sehr der Hormonmangel an sich, sondern eher der hormonelle Umstellungsprozess und die damit einhergehenden Schwankungen der Hormonspiegel, die die Hitzewallungen auslösen. Ist dieser Prozess einmal abgeschlossen (meist nach drei bis fünf Jahren), hören auch die Hitzewallungen auf.

Wechseljahre als Kommunikationsproblem

Bei diesem hormonellen Umstellungsprozess spielen bestimmte Bereiche im Gehirn eine Rolle. Allem voran die Hirnanhangsdrüse (Hypophyse) sowie ihr übergeordnet ein weiteres Zentrum im Zwischenhirn, der so genannte Hypothalamus. Diese Zentren steuern die Ausschüttung von Geschlechtshormonen durch die Eierstöcke. Sinkt der Hormonspiegel im Blut, wird dies im Hypothalamus registriert und an die Hirnanhangsdrüse weitergemeldet. Diese schüttet dann bestimmte Botenstoffe aus, die die Östrogenausschüttung erhöhen. Sind umgekehrt die Hormonspiegel zu hoch, drosselt die Hypophyse die Ausschüttung stimulierender Hormone – die Östrogenproduktion der Eierstöcke sinkt. Dies ist das Prinzip eines Regelkreises, nach dem zum Beispiel auch unsere Zentralheizung eine gleichmäßige Raumtemperatur aufrechterhält.

Durch Phytoöstrogene kann die in den Wechseljahren gestörte Kommunikation zwischen Gehirn und Eierstöcken verbessert werden. Beschwerden lassen nach.

Jahrzehntelang funktioniert dieser Regelkreis meist hervorragend – bis die Wechseljahre einsetzen. Dann nämlich registriert das Zwischenhirn die nachlassende Ausschüttung der Östrogene durch die Eierstöcke und reagiert darauf so, wie es das schon immer getan hat. Es versucht, durch die vermehrte Ausschüttung stimulierender Hormone die Östrogenspiegel wieder anzuheben. Dies gelingt anfangs noch bedingt, schließlich aber immer weniger, da die Eierstöcke zunehmend verkümmern und somit auf die Befehle der Hirnanhangsdrüse ja gar nicht mehr reagieren können. Gewöhnt, dass seinen Anweisungen Folge geleistet wird, kann sich das Zwischenhirn jedoch nicht damit abfinden, dass sich die Eierstöcke einfach zur Ruhe setzen. Es erhöht seine Aktivität, schüttet immer mehr Botenstoffe aus und bringt damit auch benachbarte Hirnzentren durcheinander.

Hierzu gehört unter anderem das Temperaturzentrum, aber auch andere Hirnareale, etwa das so genannte Limbische System, eine Art „Gefühlszentrum" unseres Gehirns. Die Folge: Neben Hitzewallungen können auch noch eine ganze Reihe weiterer psycho-vegetativer Beschwerden auftreten, wie zum Beispiel Schlafstörungen, anfallartiges Herzrasen oder depressive Verstimmungen.

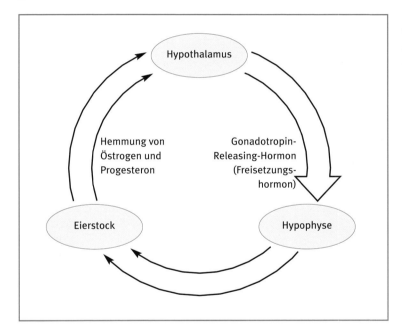

Hypophyse und Hypothalamus steuern die Ausschüttung von Geschlechtshormonen durch die Eierstöcke.

Da muss man durch! – Muss man?

Sie müssen sich nicht mit Hitzewallungen und anderen Wechseljahresbeschwerden abfinden! Nutzen Sie die Möglichkeiten der natürlichen Hormone.

Was lässt sich nun gegen derartige Wechseljahresbeschwerden tun? Die eine Möglichkeit: Frau erträgt ihre Beschwerden geduldig und wartet, bis der Umstellungsprozess irgendwann einmal abgeschlossen ist. Denn so unangenehm die verschiedenen psycho-vegetativen Symptome auch sein mögen: Letztlich gefährlich sind sie nicht. Sie führen weder zu organischen Schädigungen noch zu einer Verkürzung der Lebenserwartung. Und so lautete auch über Jahrzehnte hinweg der wohlfeile Ratschlag für die Bewältigung des Klimakteriums: Da muss man durch. Wechseljahre sind Frauenschicksal. Sie zu ertragen ist nicht mehr als recht und billig.

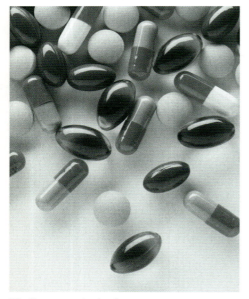

Die Hormonsubstitution wird nur von einer Minderheit der Frauen genutzt.

Billig mochte dieser Ratschlag sein – recht war er nicht. Inzwischen lauten die Empfehlungen nämlich ganz anders. Die natürliche Therapie wechseljahresbedingter Beschwerden besteht darin, die fehlenden Hormone einfach zu ersetzen. Dies beseitigt nicht nur psycho-vegetative Symptome relativ rasch, es beugt auch langfristigen Organerkrankungen vor, die durch einen Hormonmangel bedingt sind. Hierzu gehören vor allem die Osteoporose, aber auch Beschwerden im Blasenbereich. Der Ersatz der fehlenden Hormone, der auch als Hormonsubstitution bezeichnet wird, ist inzwischen sehr ausgefeilt und bringt – richtig eingesetzt – eine ganze Reihe von Vorteilen mit sich. Wie die moderne Hormonsubstitution durchgeführt wird, können Sie detailliert in dem TRIAS-Ratgeber „Attraktiv und fit durch die Wechseljahre" vom gleichen Autor nachlesen.

Warum nutzen so wenige Frauen die Hormonsubstitution?

Trotz aller Vorzüge der modernen Hormonsubstitution führen nur etwa 30 bis 40 Prozent aller Frauen in den Wechseljahren eine Hormonsubstitution durch. Etwa die Hälfte aller Frauen, die Hormonersatzpräparate einnehmen, setzen diese bereits während des ersten Jahres wieder ab. Wo liegen die Gründe für diese insgesamt schlechte Akzeptanz?

- Eine Reihe von Frauen dürfen Hormonersatzpräparate aus medizinischen Gründen nicht einnehmen. Hierzu gehören Patientinnen, die an Brustkrebs erkrankt sind und solche, die bereits eine Thrombose erlitten haben. In beiden Fällen könnten die Östrogene die Grunderkrankungen verschlechtern bzw. erhöhen das Risiko, einen Rückfall zu erleiden. Dies betrifft jedoch nur relativ wenige Patientinnen.
- Ein wesentlich höherer Prozentsatz von Frauen steht Hormonersatzpräparaten prinzipiell skeptisch gegenüber. Trotz der vielen nachgewiesenen Vorteile fürchten sie ein erhöhtes Krebsrisiko, sind irritiert durch die bei einer Hormonsubstitution eventuell wieder auftretenden Blutungen oder haben Angst vor einer möglichen Gewichtszunahme. Die in jüngster Zeit veröffentlichen Studien und Presseberichte haben ebenfalls nicht gerade dazu beigetragen, das Vertrauen in eine Hormonersatztherapie zu steigern.
- Speziell bei Frauen in den frühen Wechseljahren, also während der eigentlichen hormonellen Umstellung, kann sich eine Hormonsubstitution auch in den Händen eines darin erfahrenen Gynäkologen schwierig gestalten. Der Grund: In dieser Zeit treten häufig sehr starke Hormonschwankungen auf. Werden in dieser Phase Östrogene im Sinne einer Substitution zugeführt und die Eierstöcke schütten doch noch einmal eigene Hormone aus, so kann es rasch zu überhöhten Hormonspiegeln kommen. Die Folge sind dann ein unangenehmes Brustspannen, Wassereinlagerungen, Gewichtszunahme oder vermehrte Blutungen.

Eine Lanze für die Hormonsubstitution – die natürliche Variante

Warum sollte man nicht einmal versuchen, auf natürliche Weise den Hormonhaushalt des Körpers zu regulieren? Die positiven Ergebnisse sprechen für sich.

Die gynäkologische Endokrinologie – die Lehre von den Geschlechtshormonen – hat in den letzten Jahren enorme Fortschritte gemacht. Dennoch bleibt es auch angesichts der vielen differenzierten Möglichkeiten, Wechseljahresbeschwerden hormonell zu behandeln, weiterhin nur eine kleine Minderheit von Frauen, die die Möglichkeit einer Hormonsubstitution in den Wechseljahren nutzt. Und ein noch geringerer Prozentsatz wendet diese auch langfristig über Jahre hinweg an. Selbst intensive Aufklärungsarbeit, wie sie inzwischen seit vielen Jahren betrieben wird, scheint daran wenig zu ändern.

Müssen wir uns also damit abfinden, dass auf Dauer nur wenige Frauen die Vorteile einer Hormonersatztherapie nutzen? Gibt es keinerlei sinnvolle Alternativen für jene 70 bis 80 Prozent klimakterischer Frauen, die – aus welchen Gründen auch immer – eine Hormonsubstitution ablehnen? Doch es gibt sie – Mutter Natur hält sie für uns bereit!

Phytoöstrogene sind eine Alternative für all jene Frauen in den Wechseljahren, die die klassischen Hormonpräparate nicht nehmen dürfen, nicht nehmen wollen oder diese einfach nicht vertragen. Die Vorteile der sanften Pflanzenhormone liegen dabei auf unterschiedlichen Gebieten.

Hormonersatz ohne Krebsrisiko

Zum einen erhöhen Phytoöstrogene nicht das Brustkrebsrisiko. Für die klassische Hormonsubstitution ist bei längerer Anwendung inzwischen ein leicht erhöhtes Brustkrebsrisiko nachgewiesen. Für die Phytoöstrogene gilt das genaue Gegenteil: Sie vermindern das Risiko, an diesem häufigsten bösartigen Tumor der Frau zu erkranken deutlich. Wir haben dieser bemerkenswerten Fähigkeit der Phytoöstrogene ein eigenes Kapitel gewidmet (siehe ab Seite 63).

Die Krebs vorbeugende Wirkung der Phytoöstrogene macht es auch für Frauen, die an einem Mammakarzinom erkrankt sind, möglich, diese Substanzen gegen Wechseljahresbeschwerden einzunehmen. Sie beugen damit sogar einem neuerlichen Ausbruch der Erkrankung vor. Auch für die vielen Frauen, die ein erhöhtes Brustkrebsrisiko aufweisen, etwa durch ein familiär gehäuftes Auftreten dieses Tumors, sind Phytoöstrogene eine geeignete Alternative. Ein erhöhtes Thromboserisiko ist durch Phytoöstrogene nicht zu erwarten. Die Auswirkungen der Pflanzenhormone auf Herz und Gefäße, Blutfette und Gerinnungsfaktoren sind durchweg überaus positiv. Da die Gebärmutterschleimhaut durch Phytoöstrogene nicht stimuliert wird, treten auch keine unerwünschten Blutungen auf.

Hormonmodulation statt Hormonsubstitution

Einen ganz besonderen Vorteil weisen Phytoöstrogene vor allem in der kritischen Phase zu Beginn der Wechseljahre auf. In dieser Zeit kann es bereits zu starken psycho-vegetativen Beschwerden kommen. Grund hierfür sind die bereits geschilderten Hormonschwankungen. Mal sind die Östrogenspiegel aufgrund der nachlassenden Funktion der Eierstöcke zu niedrig, dann wieder steigen sie durch die Gegenregulation der Hirnanhangsdrüse auf unnatürlich hohe Werte an. Die Bestimmung eines Hormonstatus hilft dabei nur wenig. Die Laboruntersuchung gibt ja immer nur den Augenblickswert der Östrogenkonzentration zum Zeitpunkt der Blutabnahme an. Je nachdem, ob dies in einem „Hormontief" oder bei erhöhten Östrogenwerten abgenommen wurde, können diese Werte also völlig unterschiedlich ausfallen. Entsprechend ist auch der Ersatz der fehlenden Hormone schwierig. Bei niedrigen Östrogenspiegeln reicht die Dosierung häufig nicht aus, steigt die Östrogenausschüttung der Eierstöcke wieder an, sind niedrig dosierte Hormonersatzpräparate zu viel.

Das Problem der Hormonersatzpräparate besteht darin, dass sie nur schlecht individuell dosiert werden können.

Phytoöstrogene sind in dieser Phase häufig besser geeignet, weil sie nicht eine Hormonsubstitution, also einen Hormonersatz, sondern eine Hormonmodulation bewirken. Was heißt das?

Phytoöstrogene helfen durch die Wechseljahre

Bei den Phytoöstrogenen handelt es sich um schwach wirkende Östrogene, deren Wirkung deutlich weniger stark ausgeprägt ist als die der körpereigenen Östrogene. Sie besetzen jedoch die gleichen Hormonrezeptoren. Bei einem Östrogenmangel wirken sie daher vergleichbar wie schwache Hormonersatzpräparate, die an den Rezeptoren (den Andockstellen der Zellen) ihre östrogenartige Wirkung entfalten. Bei übermäßig hohen Östrogenspiegeln wirken Phytoöstrogene dagegen wie Hormonblocker, die die Östrogenrezeptoren besetzt halten, so dass die wesentlich stärkeren körpereigenen Östrogene ihre Wirkung nicht entfalten können.

Ein weiteres PMS-Symptom: Viele Frauen leiden direkt vor Einsetzen oder auch während der Menstruation unter starker Migräne.

■ Phytoöstrogene – wirksam auch bei PMS?

Die hormonmodulierende Wirkung gehört sicherlich zu den interessantesten Aspekten der Phytoöstrogene. Sie macht auch einen gezielten Einsatz dieser Substanzen beim so genannten prämenstruellen Syndrom (PMS) denkbar. Dabei kommt es vor der Periode (prämenstruell) zu einer Vielzahl von Beschwerden, die von starken Stimmungsschwankungen über schmerzhaftes Brustspannen bis hin zu ausgeprägten Wassereinlagerungen reichen und von den betroffenen Frauen als sehr unangenehm empfunden werden. Die eigentliche Ursache des PMS ist noch immer nicht geklärt, allerdings vermutet man dahinter ein Ungleichgewicht der Hormone zueinander, wobei es zu einem relativen Überwiegen der Östrogene kommt. Phytoöstrogene könnten sich bei diesem Beschwerdebild überaus positiv auswirken. Allerdings fehlen zum gegenwärtigen Zeitpunkt noch entsprechende klinische Studien.

Unterschiede auch in Asien

Asiatische Frauen erleben die Wechseljahre um das fünfzigste Lebensjahr herum.

Über den Einsatz von Phytoöstrogenen bei Wechseljahresbeschwerden gibt es dagegen bereits eine ganze Reihe von Untersuchungen. Frühzeitig beschäftigten sich Wissenschaftler mit dem auffälligen Unterschied im Erleben der Wechseljahre zwischen Asiatinnen und Frauen aus westlichen Ländern. Biologisch gesehen treffen die Wechseljahre Frauen in aller Welt in gleicher Weise, auch bezüglich des Zeitraumes, zu dem sie eintreten.

Erhebliche Unterschiede gibt es dagegen bei den für die Wechseljahre typischen Beschwerden. Während in westlichen Ländern zwei Drittel aller Frauen im Klimakterium über Hitzewallungen klagen, sind es in Asien deutlich weniger.

Ohne Worte

Allerdings zeigen sich auch hier landesspezifische Unterschiede. Eine 1994 durchgeführte Befragung in verschiedenen asiatischen Ländern zeigte, dass zum Beispiel auf den Philippinen fast 60 Prozent aller Frauen unter Hitzewallungen leiden, in Singapur dagegen waren es weniger als 20 Prozent. In Japan war es schwierig, die Befragung überhaupt durchzuführen. Dort sind Hitzewallungen so selten, dass es dafür noch nicht einmal ein entsprechendes Wort gibt.

Natürlich spielen bei dem unterschiedlichen Erleben der Wechseljahre auch soziokulturelle Faktoren eine Rolle. In den westlichen Ländern, in denen die Attribute Jugend und Attraktivität ganz oben auf der Werteskala stehen, mag das Erleben der Wechseljahre problematischer sein als in Gesellschaften, in denen ein hohes Lebensalter traditionell auch ein hohes Sozialprestige bedeutet. Aber diese kulturellen Faktoren können es nicht alleine sein, die für die enormen Unterschiede im Auftreten dieser Beschwerden verantwortlich sind.

Mit Soja gegen Wechseljahresbeschwerden

Der finnische Forscher Professor Herman Adlercreutz von der Universität Helsinki vermutete als einer der Ersten, dass die Lösung des Rätsels etwas mit den unterschiedlichen Ernährungsgewohnheiten in Asien zu tun haben könnte. Im Urin japanischer Frauen, die sich traditionell ernährten, wies er östrogenähnliche Substanzen, so genannte Isoflavone, nach. Die Konzentration dieser Substanzen war zum Teil 10- bis 100fach höher als bei Amerikanerinnen oder finnischen Frauen.

Adlercreutz, der heute als Pionier der Phytoöstrogenforschung gilt, identifizierte das japanische Grundnahrungsmittel Soja als Quelle dieser Phytoöstrogene. In vielen Studien, die er seitdem veröffentlicht hat, konnte er nachweisen, dass die Aufnah-

Die traditionelle japanische Küche bietet durch das Grundnahrungsmittel Soja eine reiche Quelle an Phytoöstrogenen.

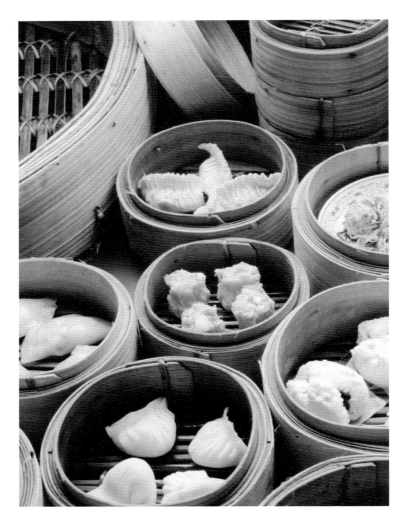

me von Phytoöstrogenen durch die Nahrung einen engen Zusammenhang mit dem Auftreten klimakterischer Beschwerden aufweist. Je höher der Phytoöstrogengehalt, desto weniger Hitzewallungen traten auf.

Erste wissenschaftliche Studien belegen die Wirksamkeit

Auf dem zweiten internationalen Symposium über die Rolle von Soja in der Prävention und Behandlung chronischer Erkrankungen im September 1996 in Brüssel wurden insgesamt sechs Studien vorgestellt, die die Rolle von Phytoöstrogenen zur Behandlung klimakterischer Beschwerden untersuchten. Alle konnten eine Verbesserung der Symptomatik durch Phytoöstrogene nachweisen, bei drei von ihnen fanden sich deutliche Unterschiede im Vergleich mit einer Gruppe, die nur so genannte Plazebos – Scheinmedikamente ohne medizinische Wirkung – erhalten hatte. Bei einem Großteil der Frauen, die über einen längeren Zeitraum hinweg täglich eine bestimmte Dosis Sojaprotein erhielten, gingen die Hitzewallungen und nächtlichen Schweißausbrüche deutlich zurück.

> Die Einstellung einer Frau zu den Wechseljahren hat auch Auswirkungen auf die auftretenden Beschwerden. So werden Hitzewallungen nicht umsonst zu den „psychovegetativen" Beschwerden gezählt.

Dennoch gibt es auch einige Studien, die bezüglich Hitzewallungen keine statistisch belegbaren Unterschiede zu einer Plazebogruppe gefunden haben. Dies lässt mehrere Erklärungen zu. Zum einen fällt auf, dass bei der Behandlung von Hitzewallungen der Plazeboeffekt offensichtlich sehr ausgeprägt ist. Es deutet einiges darauf hin, dass neben objektiven Beschwerden die psychische Komponente doch eine entscheidende Rolle spielt.

Die Rolle der Darmflora

Zum anderen stellt die gleichmäßige Zufuhr von Phytoöstrogenen ausschließlich über die Ernährung ein gewisses Problem dar. Wir wissen, dass der Phytoöstrogengehalt von Sojaprodukten großen Schwankungen unterliegen kann. Je nachdem, wann und wo die Sojapflanzen geerntet und wie sie verarbeitet wurden, kann der Gehalt von Phytoöstrogenen enormen Schwankungen unterliegen. In einem Teil unseres Buches (ab Seite 77) werden wir noch auf diese Problematik eingehen. Zusätzlich erhalten Sie dort ausführliche Informationen rund um den wichtigsten Phytoöstrogenlieferanten Soja.

> Nur eine ausgewogene Darmflora kann die Phytoöstrogene aufnehmen. Achten Sie daher auf eine abwechslungsreiche Ernährung mit viel frischen Lebensmitteln.

Neben dem unterschiedlichen Phytoöstrogengehalt in den Nahrungsmitteln spielt auch noch die Aufnahme dieser Substanzen aus dem Darm in das Blut eine entscheidende Rolle. Hierfür ist ein spezielles Darmmilieu erforderlich. Urinuntersuchungen, die die Ausscheidung von Phytoöstrogenen im Harn untersuchten, deuten darauf hin, dass es offensichtlich einen geringen Prozentsatz von Frauen gibt, die nicht in der Lage sind, Phytoöstrogene in nennenswerten Mengen aufzunehmen. Ob sich bei diesen so genannten „non-respondern" durch eine Umstellung der Darmflora und eine gezielte Zufuhr probiotischer Bakterienkulturen der Zustand ändern lässt, ist zur Zeit noch Gegenstand weiterer Untersuchungen.

Für die gegenwärtige Praxis gilt: Wenn Phytoöstrogene gezielt zur Behandlung von Hitzewallungen, klimakterischen Beschwerden oder einer speziellen Erkrankung verwendet werden sollen, ist es besser, auf Nahrungsergänzungsmittel oder Präparate mit einem fest definierten Gehalt an Phytoöstrogenen zurückzugreifen. Nur hierdurch ist sichergestellt, dass eine ausreichende – und vor allem gleichmäßige – Zufuhr dieser Substanzen erfolgt. Welche Produkte hierfür in Frage kommen, finden Sie im Anhang auf Seite 134.

Der Versuch, klimakterische Beschwerden mit Phytoöstrogenpräparaten zu behandeln, ist also sicherlich sinnvoll. Er ist aber nicht immer erfolgreich. Phytoöstrogene sind schwach wirkende Östrogene. Sie wirken besser als ein Plazebo, aber deutlich weniger stark als klassische Hormonersatzpräparate, mit denen es fast immer gelingt, akute klimakterische Beschwerden zu beseitigen. Daher geben viele Frauen mit sehr ausgeprägten Hitzewallungen an, mit Phytoöstrogenen keine ausreichende Linderung zu erreichen. Das Gleiche gilt für Frauen, die von heute auf morgen von einem (hoch dosierten) Hormonsubstitutionspräparat auf Phytoöstrogene umstellen. Auch sie berichten häufig, dass sich die lästigen Hitzewallungen wieder einstellen.

Ein sanfter Wechsel – auch zwischen den Präparaten

Was also ist zu tun? Wer unter starken klimakterischen Beschwerden leidet, die durch Phytopräparate nicht beherrschbar sind, sollte – zumindest für einige Zeit – die klassischen Hormonersatzpräparate nutzen. Der Einsatz dieser Substanzen zur Behandlung akuter Beschwerden ist sehr effektiv und wird auch von Kritikern dieser Therapieform nicht in Frage gestellt. Ein erhöhtes Brustkrebsrisiko stellt sich erst nach mehr als fünf Jahren ein. Eine kurz- bis mittelfristige Einnahme ist also diesbezüglich ungefährlich. Wer von einem Hormonersatz- auf ein Phytoöstrogenpräparat umsteigen möchte, sollte dies nicht abrupt tun, sondern ausschleichend. Das heißt zum Beispiel von einem hoch dosierten Östrogenpräparat mit 2 mg Estradiol zunächst auf ein Präparat umstellen, das lediglich 1 mg Östrogene enthält. Gleichzeitig sollte nun mit der Phytoöstrogeneinnahme begonnen werden. Das Östrogenpräparat kann nun weiter reduziert werden (z. B. Einnahme jeden zweiten Tag) bis es schließlich ganz abgesetzt wird. So lässt sich die Umstellung auf eine „sanfte Hormonsubstitution" ebenso sanft in die Wege leiten.

Was Sie sonst noch tun können – Die richtige Ernährung in den Wechseljahren

Die Wechseljahre sind ein hormoneller Umstellungsprozess, den Sie auch durch eine gesunde Ernährung nicht verhindern können. Wohl aber ist es möglich, die mit den Wechseljahren einhergehenden Beschwerden durch eine vernünftige Lebensweise deutlich zu lindern.

Vor allem gilt es, während und nach den Wechseljahren den möglichen organischen Schäden, die durch die sinkenden Östrogenspiegel hervorgerufen werden, sinnvoll vorzubeugen. Aber auch die psycho-vegetativen Wechseljahresbeschwerden lassen sich durch eine ausgewogene Ernährung positiv beeinflussen.

Sinnvolle Ergänzung – Vitamine in der richtigen Dosierung

Nachtkerzenöl-Präparate erhalten Sie rezeptfrei in der Apotheke. Lassen Sie sich dort beraten, was die Einnahme betrifft. Eine Dosierung von 150 – 200 mg Nachtkerzenöl pro Tag ist sinnvoll.

Neben dem Konsum phytoöstrogenreicher Nahrungsmittel wird vor allem die zusätzliche Einnahme von Vitamin E (400 mg), Vitamin C (1 g zusammen mit 100 bis 200 mg Bioflavonoiden) und Vitamin D (10 µg) sowie des gesamten Vitamin B-Komplexes (hoch dosiert, vor allem Vitamin B_6 mit mindestens 25 mg) empfohlen. Auch die zusätzliche Aufnahme von Gammalinolensäure durch Nachtkerzenöl kann Symptome wie Hitzewallungen und nächtliche Schweißausbrüche lindern.

Enthalten sind diese Vitamine vor allem in folgenden Lebensmitteln:

- **B-Vitamine**
Aal, Avocados, Bananen, Blumenkohl, Brokkoli, Erbsen, Forelle, Getreideflocken, Hülsenfrüchte, Käse, Leber, Makrele, Nüsse, Pilze, Quark, Schinken, Sonnenblumenkerne

- **Vitamin C**
Feldsalat, Grapefruits, Hagebutten, Johannisbeeren, Kiwis, Kohlrabi, Mangos, Orangen, Paprika, Petersilie, Sanddornsaft, Stachelbeeren, Tomaten, Zitronen

- **Vitamin D**
Aal, Avocados, Eigelb, Hering, Lachs, Margarine, Sardinen, Steinpilze

Der Kampf gegen das Gewicht

Ein großes Problem für viele Frauen in den Wechseljahren ist das Gewichtsverhalten. Viele Frauen bemerken während dieser Zeit eine Gewichtszunahme. Allerdings hat diese nur wenig mit den Hormonen zu tun – vielmehr ist sie ausgelöst durch eine Abnahme der stoffwechselaktiven Muskelmasse des Körpers. Dieses führt dazu, dass die gleiche Menge an zugeführten Kalorien nun schlechter verstoffwechselt und damit (noch) schneller im Fettgewebe deponiert wird. Die Frauen nehmen an Gewicht zu.

Neben einer bewussteren, fett- und kalorienreduzierten Ernährung kommt somit dem Faktor Bewegung eine besondere Bedeutung zu. Nur hierdurch ist es möglich, dem weiteren Abbau von Muskelmasse vorzubeugen. Detaillierte Informationen zum Thema Wechseljahre und Gewichtsprobleme finden Sie in dem TRIAS-Ratgeber „Attraktiv und fit durch die Wechseljahre" vom gleichen Autor.

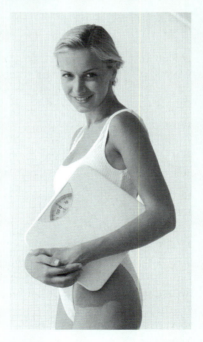

Wer mehrmals täglich frisches Obst und Gemüse roh verzehrt, gewährleistet eine ausreichende Versorgung des Körpers mit Vitaminen und anderen wichtigen Nährstoffen und braucht sich nicht um die Waage zu kümmern.

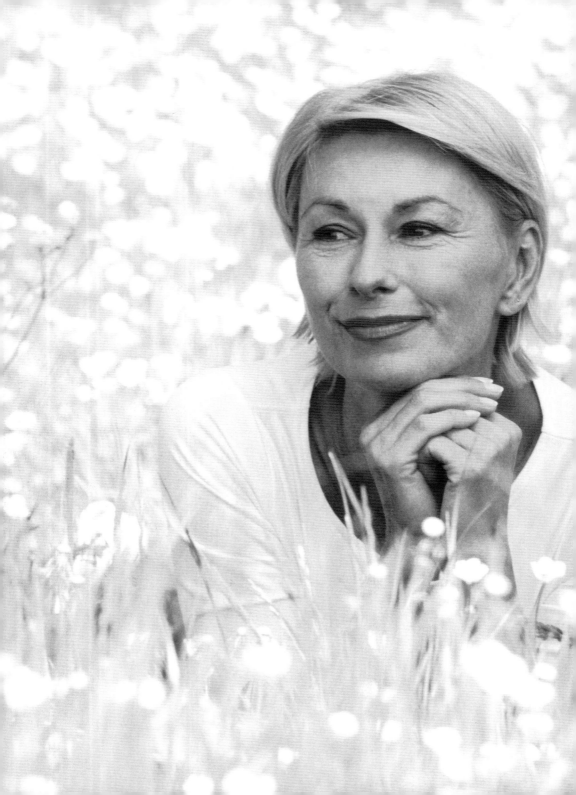

Gesund bis auf die Knochen

Das Heimtückische an ihr: Sie verursacht in der Anfangsphase keinerlei Beschwerden – die Osteoporose. Ursache für den schleichenden Knochenverlust ist ein Mangel an Hormonen. Wie Sie diesem vorbeugen und sich für Ihre Knochen stark machen können, erfahren Sie in diesem Kapitel.

Schleichender Beginn – katastrophale Folgen

Wie Sie im vorherigen Kapitel gesehen haben, gehören Hitzewallungen, Herzklopfen, depressive Verstimmungen und Schlaflosigkeit zu den psychovegetativen Beschwerden der Wechseljahre. Zwar lästig, sind sie aber nicht gefährlich – und hören vor allem mit Abschluss der hormonellen Umstellung wieder auf. Daneben gibt es aber auch eine Gruppe von Veränderungen, die wir als hormonmangelbedingte Erkrankungen bezeichnen. Hierzu gehören der Verlust an Knochendichte (Osteoporose) und die Verkalkung der Blutgefäße (Arteriosklerose). Auch der krankhafte Gedächtnisverlust im Alter (Morbus Alzheimer) wird zunehmend mit einem Östrogenmangel in Verbindung gebracht.

■ Wir werden immer älter

Die Lebenserwartung steigt kontinuierlich – und zwar bei Frauen noch mehr als bei Männern. Inzwischen liegt die allgemeine Lebenserwartung von Frauen in Deutschland bei über 80 Jahren. Noch zu Beginn des letzten Jahrhunderts betrug sie lediglich 60 Jahre. Der Zeitpunkt, in dem die Wechseljahre eintreten, ist allerdings gleich geblieben, er liegt auch weiterhin bei knapp 50 Jahren. Dies bedeutet, dass Frauen inzwischen etwa drei Lebensjahrzehnte in einer Hormonmangelsituation verbringen. So ist es absolut einleuchtend, die fehlenden Hormone nach den Wechseljahren zu ersetzen.

Viele Gynäkologen raten ihren Patientinnen inzwischen nicht mehr primär zu einer Hormonsubstitution, um Hitzewallungen zu beseitigen, sondern um hormonmangelbedingten Folgeerkrankungen vorzubeugen.

Das Bewusstsein, dass diese Erkrankungen etwas mit den Wechseljahren zu tun haben, ist jedoch wenig ausgeprägt. Der Grund: Sowohl die Osteoporose als auch die Arteriosklerose verlaufen zunächst schleichend. Weder die Entkalkung der Knochen noch die Verkalkung der Arterien bereiten in den Anfangsphasen Schmerzen oder sonstige Beschwerden. Diese treten erst in einem späteren Stadium auf, sind dann allerdings schwer zu behandeln. Während die psychovegetativen Störungen Ausdruck der hormonellen Umstellung sind, handelt es sich bei der Osteoporose und der Arteriosklerose um Folgen des langfristigen Hormonmangels. Dies bedeutet, dass sich im Gegensatz zu den Hitzewallungen die Osteoporose und Arteriosklerose umso mehr verschlimmern, je länger der Hormonmangel anhält. Eine Tatsache, die umso bedeutender wird, je weiter die allgemeine Lebenserwartung steigt.

Volkskrankheit Osteoporose

Die Osteoporose steht an vorderster Stelle der Erkrankungen, die durch einen jahrelangen Hormonmangel verursacht werden. Es wird geschätzt, dass inzwischen etwa jede dritte Frau nach den Wechseljahren eine Osteoporose entwickelt. Während die Knochenentkalkung selbst schmerzlos verläuft, kommt es in fortgeschrittenen Fällen zu Knochenbrüchen bzw. zu kleineren Einbrüchen der Knochenstruktur. Letztere finden vor allem im Bereich der Wirbelsäule statt, führen dann zu chronischen Schmerzen oder sogar zu sichtbaren Verformungen – dem so genannten Witwenbuckel.

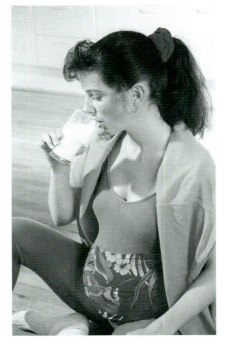

Während einer Schwangerschaft wird das gesamte Skelettsystem des Kindes aus dem Kalzium der Mutter aufgebaut. Die Kalziumreserven der Mutter müssen also wieder gefüllt werden.

Osteoporose ist eine Volkskrankheit mit enormen Auswirkungen. Sie wird auch als „der schleichende Knochendieb" bezeichnet.

Wenn im Alter die Knochen brechen

Eine gefürchtete Komplikation der Osteoporose ist der Schenkelhalsbruch, den sich häufig ältere Frauen durch einen Sturz zuziehen. Auch junge Menschen stürzen, brechen sich dabei aber so gut wie niemals den Schenkelhals. Dass dies fast ausschließlich bei älteren Menschen geschieht, liegt an deren durch Osteoporose entkalkten und damit brüchigeren Knochen. Auch wenn Schenkelhalsbrüche inzwischen schnell und gut operiert werden – für viele Patienten bedeutet ein derartiges Ereignis noch immer, dass sie anschließend nicht mehr richtig laufen können

Die Kosten für die Osteoporosebehandlung einschließlich der Medikamente und ambulanten Rehabilitationsmaßnahmen werden auf 5 Milliarden DM jährlich geschätzt.

oder sogar permanent pflegebedürftig werden. Dies macht die Krankheit über das persönliche Schicksal der Betroffenen hinaus auch zu einem sozioökonomischen Problem.

In Deutschland werden Jahr für Jahr mehr als 230 000 osteoporosebedingte Knochenbrüche stationär behandelt, wovon mehr als 185 000 Fälle auf Frauen entfallen. Allein die Kosten für die Krankenhausbehandlung belaufen sich auf 1,3 Milliarden Euro.

Unsere Knochen – eine Dauerbaustelle

Welche Risikofaktoren führen zu Osteoporose und welche Rolle spielen dabei die Geschlechtshormone? Um diese Fragen zu beantworten, wollen wir uns zunächst den Stoffwechsel des Knochens ein wenig näher ansehen. In der Vorstellung der meisten Menschen ist der Knochen eine weitgehend leblose Substanz, die sich kaum verändert. Doch dieser Eindruck täuscht. In einem lebenden Organismus sind auch die Knochen einem dauernden Umbauprozess unterworfen. Während spezialisierte Zellen, die Osteoblasten, permanent neue Knochensubstanz bilden, bauen andere, die Osteoklasten, ältere Knochensubstanz wieder ab. In einem gesunden Organismus sind Auf- und Abbau in einem ständigen Gleichgewicht, so dass der Knochen zwar äußerlich unverändert erscheint, innerlich aber kontinuierlich umgebaut und erneuert wird.

99 Prozent des gesamten Kalziums in unserem Körper wird in den Knochen gespeichert.

Seine höchste Knochendichte erreicht der Mensch etwa um das 30. Lebensjahr. Von da an nimmt die Knochenmasse kontinuierlich leicht ab. Dies geschieht allerdings zumeist in einem Rahmen, der gesundheitlich nicht gefährlich ist. Durch die Wechseljahre kommt es jedoch bei einem hohen Prozentsatz von Frauen zu einem deutlich rascheren Abbau der Knochendichte. Dies weist auf den engen Zusammenhang von weiblichen Geschlechtshormonen und dem Knochenstoffwechsel hin. Das klingt auf den ersten Blick nicht unbedingt einleuchtend. Welche Einflüsse sollten Hormone, die primär der Sexualität und Fortpflanzung dienen, auf das Skelettsystem haben?

Die Rolle der Östrogene bei Osteoporose

Die Wirkung der Östrogene auf die Knochendichte erklärt sich aus den Aufgaben der Frau im Rahmen der Fortpflanzung. Während einer Schwangerschaft muss das gesamte Skelettsystem des Kindes aus dem Kalzium aufgebaut werden, das es von seiner Mutter bekommt. Hierzu wird deutlich mehr von dem Mineralstoff benötigt, als mit der Nahrung aufgenommen werden kann. Die Mutter muss also auf ihre eigenen Kalziumreserven zurückgreifen. Und diese finden sich fast ausschließlich in ihrem Skelettsystem. Es ist daher eine wesentliche Aufgabe der Östrogene, dafür zu sorgen, dass die mütterlichen Kalziumspeicher für eine mögliche Schwangerschaft immer gut gefüllt sind. Mit den Wechseljahren, also mit Beendigung der Fortpflanzungsfähigkeit, sinken die Östrogenspiegel ab – mit der Folge, dass es zu einer wesentlich rascheren Knochenentkalkung kommt.

Studien zeigen: der Ersatz der fehlenden Östrogene vermindert den vermehrten Abbau von Knochenmasse deutlich.

Die Hormonersatztherapie in den Wechseljahren kann hier einen wichtigen Beitrag zur Osteoporoseprophylaxe leisten.

Das Hormondilemma

Jedoch – die Akzeptanz der Hormonersatztherapie ist gering. Auf die Gründe haben wir bereits im vorherigen Kapitel hingewiesen (siehe Seite 27). Geht es darum, Osteoporose vorzubeugen, sieht die Situation sogar noch schlimmer aus als bei der Behandlung von Hitzewallungen. Zunächst einmal sind nur wenige Menschen dazu bereit, rein zur Prophylaxe einer möglichen Erkrankung über längere Zeit hinweg Medikamente einzunehmen, wenn sich dadurch ihre Lebensqualität nicht unmittelbar verändert. Eine Besserung der Hitzewallungen unter einer Hormonsubstitution ist sofort spürbar – ein verlangsamter Knochenabbau nicht.

Hinzu kommt, dass eine wirksame Osteoporoseprophylaxe durch Östrogene nur dann gewährleistet ist, wenn diese sehr langfristig – also über viele Jahre hinweg – eingenommen werden. Dazu sind allerdings nur wenige Frauen bereit. Vor allem seit bekannt ist, dass dadurch das Brustkrebsrisiko doch leicht ansteigt. Mediziner versuchen in diesem Fall häufig, das Problem statistisch zu lösen, rechnen die reduzierten Schenkelhalsbrüche gegen die zusätzlichen Brustkrebsfälle auf und kommen zu dem Schluss, dass letztlich der Nutzen überwiegt. Das mag so sein, ist aber für die Mehrzahl der betroffenen Frauen nicht wirklich überzeugend. Wenn es um die eigene Gesundheit geht, denken die wenigsten an Statistiken, sondern lassen sich eher von ihren Gefühlen und Ängsten leiten. Und da ist verständlicherweise bei vielen Frauen die Angst vor Brustkrebs größer als die Furcht vor Knochenbrüchen.

Osteoporose in Japan – Können auch hier Phytoöstrogene helfen?

Werfen wir zunächst wieder einmal einen Blick nach Asien. Asiens Frauen haben nachgewiesenermaßen weniger Hitzewallungen – aber haben sie auch weniger Osteoporose? Die Antwort ist ein eindeutiges „Ja", das hat eine Vielzahl von Studien belegt. Von ihrem Risikoprofil her müsste man aber eigentlich das genaue Gegenteil erwarten.

Japanerinnen erleiden nach den Wechseljahren deutlich weniger Knochenbrüche als Frauen in westlichen Ländern.

Japanerinnen weisen einen sehr zierlichen Körperbau auf – in unseren Breiten ein eindeutiger Risikofaktor für Osteoporose. Darüber hinaus haben sie die höchste Lebenserwartung der Welt. Bekanntermaßen steigt aber die Häufigkeit osteoporotisch bedingter Knochenbrüche mit dem Lebensalter.

Die Erklärung für dieses Phänomen lautet: Japanerinnen betreiben mit ihrer sojareichen Ernährung das, wozu sich westliche Frauen nur selten durchringen können: eine lebenslange, natürliche Hormonsubstitution. Hierbei helfen ihnen die Phytoöstrogene – wie die eigentlichen Östrogene auch – durch eine Hemmung der Osteoklasten, also der knochenabbauenden Zellen. Darüber hinaus sind sie aber auch in der Lage, Osteoblasten zu stimulieren und damit einen echten Knochenneubau zu fördern.

Die positiven Wirkungen der Phytoöstrogene auf die Knochen konnten inzwischen auch durch Tierversuche nachgewiesen werden. Laborratten entwickeln eine Osteoporose, wenn man sie in

Designerhormone als Lösung?

Die pharmazeutische Industrie schuf eine Art von „Designerhormonen", die so genannten SERMs. Der Vorteil dieser Substanzen liegt darin, dass sie nur an einigen Geweben im Körper als Östrogene wirken, wie am Knochen oder Gefäßsystem. In der Brust dagegen verhalten sie sich wie Hormonblocker und verringern damit das Brustkrebsrisiko sogar.

Dennoch – auch hier handelt es sich um Medikamente mit Nebenwirkungen. Ebenso wie bei den klassischen Östrogenpräparaten steigt unter ihnen das Thromboserisiko. Zudem zeigen sie keinerlei Wirkungen auf psychovegetative Wechseljahresbeschwerden wie z. B. Hitzewallungen. Dass SERMs auch noch deutlich teurer als die klassischen Hormonpräparate sind, führt dazu, dass Frauenärzte sie nur ungern verordnen – die Arzneimittelbudgets sind knapp. So blieben die Verkaufszahlen eines neuen Medikamentes mit dem Wirkstoff Raloxifen auch weit hinter den Erwartungen zurück. Aber zum Glück gibt es ja auch noch die Designerhormone von Mutter Natur – die Phytoöstrogene. Genau genommen handelt es sich dabei eigentlich um Phyto-SERMs, also um Hormone mit teilweise östrogener, teilweiser antiöstrogener Wirkung. Das macht sie auch für die Osteoporoseprophylaxe so geeignet.

einen Östrogenmangel bringt, z. B. durch eine Kastration. Gibt man diesen Ratten dann Genistein, das wichtigste Sojaphytoöstrogen, lässt sich die Entwicklung einer Osteoporose vermeiden.

Bei manchen Frauen werden die psychovegetativen Beschwerden unter SERMs sogar noch verstärkt.

Von Mäusen zu Menschen. Eine italienische Studie untersuchte bei Frauen in den Wechseljahren Blut und Urin auf so genannte Biomarker des Knochenstoffwechsels. Das Resultat: Diejenigen Italienerinnen, die eine phytoöstrogenreiche Diät praktizierten, wiesen in ihrem Urin weniger Knochenabbauprodukte (Pyridinolin – Crosslinks) und in ihrem Blut mehr knochenstimulierende Substanzen (Osteocalzin) auf. Ihr Knochenstoffwechsel hatte sich verbessert.

Inzwischen gibt es auch schon ein künstliches Phytoöstrogen, das Ipriflavon, das bereits in 20 Ländern zur Osteoporosebehandlung eingesetzt wird. Wie alle Medikamente musste es seine Wirkung durch klinische Studien beweisen. Hierbei wurden vor allem Frauen nach den Wechseljahren untersucht, die bereits unter Osteoporose litten. Ergebnis: Durch die Gabe von 600 mg Ipriflavon täglich über einen Zeitraum von zwei Jahren konnte ein weiterer Knochenabbau vermieden werden.

Gesund bis auf die Knochen

Zusatznutzen für den Knochen

Bei der Aufnahme von Sojaprotein werden etwa 30 Prozent weniger Kalzium verbraucht als bei der Aufnahme von tierischen Proteinen.

Für Frauen, die zur Osteoporoseprophylaxe auf den vermehrten Konsum von Sojaprodukten setzen, bieten sich darüber hinaus noch weitere Vorteile – Sojabohnen liefern nämlich viel Kalzium. Eine Tasse gekochte Sojabohnen enthält bereits ein knappes Fünftel der empfohlenen Tagesdosis! Zudem wirkt sich Soja günstig auf den Kalziumstoffwechsel aus. Um Proteine aus dem Darm aufzunehmen, wird Kalzium benötigt, das dann als Abfallprodukt mit dem Urin ausgeschieden wird. Als Faustregel gilt: Je mehr Protein Sie zu sich nehmen, umso mehr Kalzium verlieren Sie. Dies gilt aber hauptsächlich für tierische Proteine. Auch Soja ist ein exzellenter Proteinlieferant – eine Tatsache, die Vegetarier bereits seit langem nutzen.

Der hohe Anteil von Soja bei der traditionellen Ernährung in Asien scheint ein Grund zu sein, warum Osteoporose hier selten zu finden ist.

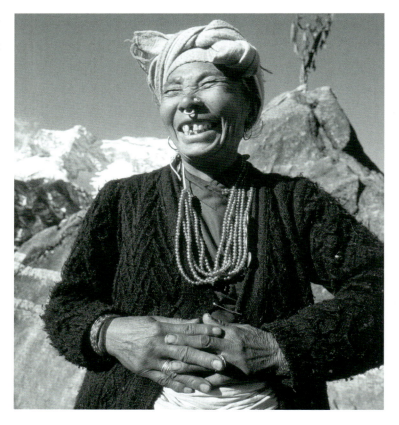

Wenn Sie noch zögern, täglich Soja in Ihren Speiseplan einzubauen, blättern Sie einmal zu unserem Rezeptteil (ab Seite 104). Hier finden Sie eine Reihe abwechslungsreicher und schmackhafter Gerichte, die Sie sicherlich überzeugen.

Der ideale „Menopausensnack"

Angesichts der gesundheitlichen Vorteile der Phytoöstrogene wäre die Entwicklung eines „Functional-food-Produktes" – also eines Nahrungsmittels mit gesundheitlichem Zusatznutzen – sinnvoll. Denkbar wären mit Phytoöstrogenen angereicherte Joghurts. Mit probiotischen Bakterienkulturen versetzt würden diese die Aufnahme der Pflanzenhormone aus dem Darm erleichtern. Als Milchprodukt wäre ein solcher Joghurt gleichzeitig ein guter Kalziumlieferant.

Was Sie sonst noch tun können – Die richtige Ernährung zur Osteoporoseprophylaxe

Die Prophylaxe der Osteoporose beruht im Wesentlichen auf drei Säulen:
1. dem Ersatz fehlender Hormone,
2. der richtigen Ernährung und
3. regelmäßiger körperlicher Betätigung.

Mit folgenden Maßnahmen können Sie einer Entstehung von Osteoporose wirksam vorbeugen:

- Eine ausreichende Kalziumzufuhr ist für den Erhalt der Knochenmasse unerlässlich. Hierzu ist eine Kalziumaufnahme von mindestens 1000 mg pro Tag empfehlenswert. Frauen nach den Wechseljahren sollten die Zufuhr auf 1500 mg täglich steigern.

- Für die Kalziumresorption – also die Aufnahme von Kalzium aus dem Darm ins Blut – ist Vitamin D wichtig. Wer an einem Kalziummangel leidet, sollte daher bei Ersatzpräparaten am besten auf ein kombiniertes Kalzium-Vitamin-D-Präparat zurückgreifen.

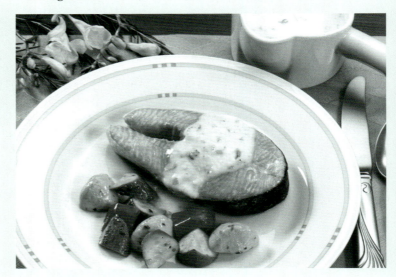

Nicht nur Milchprodukte liefern Kalzium. Es gibt auch kalziumreiche Mineralwasser. Viele Gemüsesorten und diverse Fische wie Lachs und Thunfisch sind ebenfalls kalziumreich.

Was Sie sonst noch tun können – Die richtige Ernährung zur Osteoporoseprophylaxe

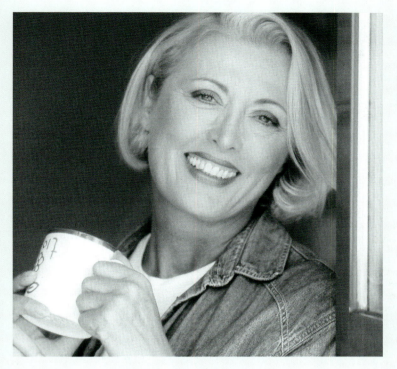

Sojamilch ist zwar kalziumärmer als Kuhmilch, wird aber oft mit Kalzium angereichert. Studieren Sie das Etikett der Produkte und wählen Sie die kalziumreichere Variante.

- Auch Magnesium spielt eine wichtige Rolle für die Osteoporoseprophylaxe. Es aktiviert die zur Knochenbildung notwendigen Enzyme. Eine tägliche Aufnahme von 500 mg ist empfehlenswert.

- Es gibt allerdings auch Lebensmittel, die als „Kalziumräuber" wirken. Hierzu gehören insbesondere phosphathaltige Nahrungsmittel wie Fleisch, verarbeitete Lebensmittel und Cola-Getränke. Der Konsum von Koffein, Alkohol und Nikotin erhöht ebenfalls das Osteoporoserisiko.

- Auch der Knochen hat einen Stoffwechsel. Ganz ähnlich wie die Körpermuskulatur wird er durch Bewegung auf- bzw. durch einen Mangel an Bewegung abgebaut. Ausreichende körperliche Betätigung ist somit ein wichtiger Bestandteil jeder Osteoporoseprophylaxe.

Vitamin D wird durch Sonnenlicht in der Haut gebildet. Gehen Sie also täglich mindestens 10 Minuten an die frische Luft, sonst kann das Kalzium nicht in die Knochen eingebaut werden.

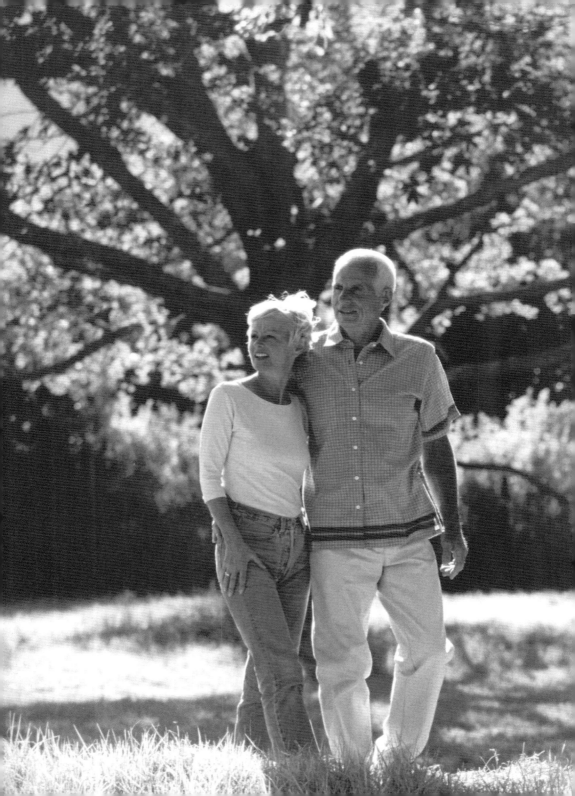

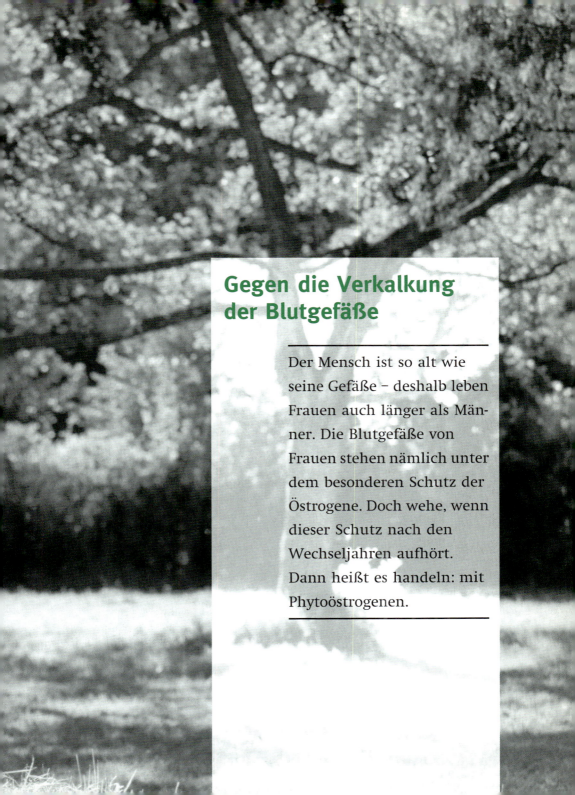

Gegen die Verkalkung der Blutgefäße

Der Mensch ist so alt wie seine Gefäße – deshalb leben Frauen auch länger als Männer. Die Blutgefäße von Frauen stehen nämlich unter dem besonderen Schutz der Östrogene. Doch wehe, wenn dieser Schutz nach den Wechseljahren aufhört. Dann heißt es handeln: mit Phytoöstrogenen.

Gefäßschutz mit Altersbegrenzung

Östrogene sind Gefäßschutzhormone ...

Die weiblichen Geschlechtshormone senken das Cholesterin, beugen der Arterienverkalkung vor und sorgen durch eine Weitstellung der Gefäßwände für eine Blutdrucksenkung. Ein umfassenderer Schutz gegen Herz-Kreislauf-Erkrankungen ist kaum denkbar. Und das hormonelle Präventionsprogramm zeigt Folgen. So erleiden Frauen vor den Wechseljahren – also so lange die Östrogenproduktion der Eierstöcke noch anhält – so gut wie niemals einen Herzinfarkt oder Schlaganfall. Ganz im Gegensatz übrigens zu den Männern. Da den Vertretern des starken Geschlechts dieser gefäßschützende Östrogeneffekt fehlt, erlebt so mancher von ihnen seinen fünfzigsten Geburtstag nicht mehr.

Viele Gynäkologen erachten inzwischen die Arteriosklerose als die wichtigste hormonmangelbedingte Erkrankung – noch vor der Osteoporose.

Was liegt also näher, als Frauen nach den Wechseljahren die fehlenden Hormone wieder zuzuführen, um sie somit vor Herzinfarkten und Schlaganfällen zu schützen? Theoretisch ist dieses Konzept logisch, biologisch ist es plausibel zu begründen. Nur zeigen uns die jüngsten klinischen Studien, dass es leider nicht funktioniert.

... oder doch nicht?

Erste Zweifel am Gefäßschutz durch Hormonersatzpräparate nährte die 1997 veröffentlichte HERS-Studie. Im Rahmen dieser Studie wurden ältere Frauen, die bereits einen Herzinfarkt erlitten hatten, mit Hormonpräparaten behandelt, in der Hoffnung, damit einem erneuten Infarkt vorzubeugen. Die Hoffnung trog. In der Gruppe von Frauen, die die entsprechenden Präparate einnahmen, ereigneten sich mehr Herzinfarkte als in der Plazebogruppe, die lediglich ein Scheinmedikament bekommen hatte.

Nun gut – konstatierten die Experten, zur so genannten Sekundärprävention, also zum Schutz bereits vorgeschädigter Gefäße, sind Hormonpräparate offensichtlich nicht geeignet. Aber bei der Primärprävention, also dem Schutz gesunder Gefäße, sieht die Sache ja ganz anders aus.

Endgültige Klarheit hierzu sollte die WHI-Studie (Womens-Health-Initiative) bringen. In dieser groß angelegten Untersuchung, die 16500 Patientinnen einschloss, wurden Frauen nach den Wechseljahren, die noch keinen Herzinfarkt oder Schlaganfall erlitten hatten, mit Hormonersatzpräparaten behandelt. Über zehn Jahre hinweg sollte geprüft werden, ob bei ihnen – wiederum im Vergleich zu einer Plazebogruppe – weniger kardiovaskuläre Erkrankungen auftreten. Auch hier gab es eine herbe Enttäuschung. Die Studie wurde im Sommer 2002 vorzeitig abgebrochen, weil die erhoffte Senkung von Herz-Kreislauf-Erkrankungen nicht eingetreten war, sondern im Gegenteil die Herzinfarktrate um fast ein Drittel anstieg. Gleichzeitig bestätigte sich auch die bereits bekannte Erhöhung des Brustkrebsrisikos bei Langzeitanwenderinnen.

Expertenstreit um die WHI-Studie

Experten haben an dieser Studie reichlich Kritik geübt. Getestet worden sei nur ein bestimmtes, in den Vereinigten Staaten marktbeherrschendes Präparat (so genannte konjugierte Östrogene aus dem Harn trächtiger Stuten in Kombination mit einem bestimmten Gestagen, dem MPA). Die Ergebnisse seien nicht auf die gesamte Hormonsubstitution übertragbar, weil in Europa zumeist andere Präparate verwendet würden.

Dies ist sicherlich richtig, nur liegen für diese anderen Präparate eben keine entsprechenden Studien vor, die belegen, dass sie auch tatsächlich anders wirken. Solange dies nicht der Fall ist, können wir ehrlicherweise nur sagen: Wir wissen es nicht – und sollten entsprechend vorsichtig sein.

Ein weiteres Argument gegen die WHI-Studie ist wesentlich relevanter: Die Studie hat ganz offensichtlich die falschen Patienten geprüft. Das Durchschnittsalter der Teilnehmerinnen in der WHI-Studie lag bei 63 Jahren, ein Fünftel war älter als 70. Und mehr als zwei Drittel der beteiligten Frauen wies ein deutliches Übergewicht auf, viele waren Raucherinnen. Hohes Lebensalter, Übergewicht und Rauchen – alles eindeutige Risikofaktoren für Herz-Kreislauf-Erkrankungen. Hat die WHI-Studie also wirklich die Primärprävention überprüft oder hat sie letztendlich nur das bestätigt, was wir seit der HERS-Studie bereits wussten?

Zum Schutz vorgeschädigter Blutgefäße sind Östrogene offensichtlich nicht geeignet.

Der Streit um die WHI-Studie wird uns sicherlich noch lange beschäftigen. Die Forderung der für die Studie Verantwortlichen, Hormonersatzpräparate überhaupt nicht mehr langfristig einzusetzen, ist zweifellos überzogen. Aber eines ist ebenso sicher: Eine Hormonsubstitution nach dem Gießkannenprinzip darf es in Zukunft nicht mehr geben. Die euphorische Propagierung von Hormonersatzpräparaten weicht einer kritischen Nutzen-Risiko-Analyse. Es gibt einen nicht geringen Prozentsatz von Frauen, der durch eine langfristige Hormonsubstitution mehr Schaden als Nutzen erleidet. Alternativen sind daher gefordert. Und damit sind wir wieder bei den Phytoöstrogenen.

■ Gleiches Risiko für alle?

In der Altersgruppe zwischen 35 und 45 ist das Risiko einer koronaren Herzerkrankung (einer Verkalkung der Herzkranzgefäße) für Männer viermal so hoch wie für Frauen. Danach allerdings ändert sich das Bild dramatisch. Sobald mit den Wechseljahren die Östrogenproduktion der Eierstöcke nachlässt, „holen" die Frauen auf – auch für sie steigt jetzt das Risiko gefäßbedingter Erkrankungen. Im Alter von 60 Jahren hat eine Frau das gleiche Risiko einen Herzinfarkt zu erleiden wie ein Mann – ihre Chancen den Infarkt zu überleben sind dann sogar vergleichsweise schlechter.

Wenige Herzinfarkte in Japan

Bieten sich auch hier die pflanzlichen Hormone als eine Alternative an? Schauen wir zunächst wieder nach Japan: Im Jahr 1991 starben von 100 000 Amerikanerinnen 232 an Erkrankungen des Herz-Kreislauf-Systems. In Japan waren es nur 121 – fast die Hälfte weniger. Ganz ähnliche Zahlen liegen für Männer vor. Im gleichen Jahr gab es 487 entsprechende Todesfälle von 100 000 Einwohnern in Amerika – gegenüber 238 in Japan.

Eindrucksvolle Zahlen – die aber natürlich vielfältige Ursachen haben können: Die Vermutung, dass das japanische Grundnahrungsmittel Soja eine Rolle bei der deutlich niedrigeren Rate von Herz-Kreislauf-Erkrankungen in Japan spielen könnte, wurde allerdings schon früh geäußert. Ersten Studien im Jahre 1967 folgten zahlreiche weitere, die den Einfluss von Soja auf kardiovaskuläre Erkrankungen bzw. deren Risikofaktoren untersuchen.

Cholesterin – differenziert betrachtet

Ein erhöhter Cholesterinspiegel ist einer der wichtigsten Risikofaktoren für die Arteriosklerose. Cholesterin gehört zur Gruppe der Blutfette und hat die unangenehme Eigenschaft, dass es sich an den Gefäßwänden anlagert. Dies geschieht vor allem dann, wenn die Innenwände der Gefäße bereits durch andere Faktoren – z. B. Nikotin – vorgeschädigt sind. Die Cholesterinablagerungen werden dann zu so genannten Plaques, die die Gefäße immer weiter einengen und schließlich zur Arteriosklerose und gegebenenfalls sogar zu Herzinfarkt und Schlaganfall führen.

Vom „bösen" und „guten" Cholesterin

Der Gesamt-Cholesterinspiegel sollte nicht über 200 mg/dl liegen. Wichtig ist allerdings nicht nur die Höhe des Gesamt-Cholesterins, sondern auch das Verhältnis der beiden hauptsächlichen Cholesterinfraktionen – dem HDL- und dem LDL-Cholesterin.

Das Gesamt-Cholesterin zählt

Das „böse", sprich gefäßschädigende Cholesterin ist das LDL-Cholesterin. Bei HDL-Cholesterin handelt es sich dagegen um das „gute" Cholesterin, das sogar gefäßschützend wirkt. Neben dem Gesamt-Cholesterinwert ist daher das Verhältnis von HDL- zu LDL-Cholesterin von entscheidender Bedeutung. Das LDL-Cholesterin sollte möglichst nicht über 150 mg/dl liegen, für das HDL-Cholesterin sind Werte über 35 mg/dl erstrebenswert. Eine weitere Möglichkeit, sein Risiko abzuschätzen, ist die Ermittlung des Cholesterin/HDL-Koeffizienten.

Und so wird er errechnet:
Nehmen wir an, Ihr Gesamt-Cholesterin beträgt 248 mg/dl und Ihr HDL-Wert liegt bei 51 mg/dl. Wenn Sie nun 248 durch 51 teilen, erhalten Sie einen Koeffizienten von 4,9.
Die unten stehende Abbildung zeigt die Folgen der Bildung von Ablagerungen in den Blutgefäßen.

Metaanalysen werten die Gesamtheit aller vorhandenen Untersuchungen aus und liefern damit ein wesentlich umfassenderes und realistischeres Bild als Einzelstudien.

Soja als Cholesterinsenker

Wie wirken sich nun die Phytoöstrogene auf den Cholesterinspiegel aus? 1995 wurden 38 größere Studien zu dieser Frage im Rahmen einer so genannten Metaanalyse ausgewertet.

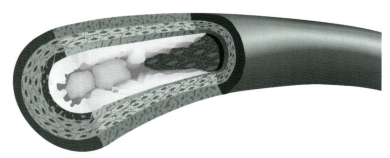

Gefäßschädigende Einlagerungen in einem Blutgefäß hemmen den Blutfluss.

In all diesen Studien wurde übrigens mit sojareichen Diäten gearbeitet, nicht etwa mit der zusätzlichen Gabe von Phytoöstrogenen; diese gab es damals in isolierter Form noch nicht. Ein Teil der cholesterinsenkenden Wirkung ist somit der allgemeinen Umstellung der Ernährung zuzuschreiben, die eher vegetarisch betont und daher schon an sich fettärmer ist. Dieser Effekt alleine erklärt jedoch nicht die deutliche Senkung des Gesamt-Cholesterins. Phytoöstrogene spielen hierbei eine wichtige Rolle.

Die Anderson-Studie

Ihr Verfasser gab dieser Analyse, die sich mit dem Einfluss von Sojaprotein auf den Stoffwechsel beschäftigt, ihren Namen. Ihre wichtigsten Ergebnisse sind:

- Der Ersatz tierischer Proteine durch Sojaprotein führt bei gesunden Personen zu einer Senkung des Gesamt-Cholesterins.
- Bei Patienten mit deutlich erhöhten Cholesterinwerten (über 250 mg/dl) betrug die Cholesterinsenkung durchschnittlich 24 Prozent.
- Auch das gefäßschädigende LDL-Cholesterin wurde ebenfalls deutlich reduziert. Dabei zeichnete sich die Tendenz ab, dass Patienten mit krankhaft erhöhten Cholesterinspiegeln besonders von der Umstellung profitierten.
- Trotz der ausgeprägten Reduktion des Gesamt-Cholesterins kam es nicht zu einem Absinken des „guten" HDL-Cholesterins. Dies stieg unter einer sojareichen Diät sogar leicht an.

Laut Anderson ist die Wirkung der Phytoöstrogene für etwa 60 bis 70 Prozent der Cholesterinwirkung verantwortlich.

Phytoöstrogene als Radikalenfänger

Die Reduktion erhöhter Cholesterinspiegel und die Verbesserung des LDL/HDL-Verhältnisses sind Effekte, die die Phytoöstrogene aufgrund ihrer chemischen Ähnlichkeit mit dem körpereigenen Östrogen gemeinsam haben. Darüber hinaus weisen sie jedoch noch eine ganze Reihe weiterer, hormonunabhängiger Wirkungen auf, die sich ebenfalls positiv auf das Gefäßsystem auswirken.

So weiß man inzwischen, dass es nicht unbedingt das LDL-Cholesterin als solches, sondern lediglich seine oxidierte Form ist, welche sich in Form von Plaques an der Gefäßinnenwand ablagert. Die Oxidation des LDL-Cholesterins erfolgt hauptsächlich durch die so genannten Freie Radikale – aggressive Moleküle, auf die wir im nächsten Kapitel noch näher eingehen werden (siehe Seite 67). Phytoöstrogene sind hoch wirksame Radikalenfänger, können also die Oxidation des LDL-Cholesterins vermindern.

Die antioxidative Wirkung der Phytoöstrogene liefert einen wesentlichen Beitrag zur Arterioskleroseprophylaxe.

Gegen die Verkalkung der Blutgefäße

Tierexperimente deuten noch auf einen weiteren Aspekt der Phytoöstrogene hin. Insbesondere das Genistein, das wichtigste aller Phytoöstrogene, greift offensichtlich auch in den Prozess der Blutgerinnung ein. Es wirkt dabei wie leichte Antikoagulanzien – also wie Medikamente, die wir zur Blutverdünnung einsetzen. Hierzu gehören z. B. das Heparin oder auch niedrig dosierte Acetylsalicylsäure – dieser Wirkstoff steckt beispielsweise in Aspirin. Durch die Beeinflussung bestimmter Gerinnungsfaktoren kommt es dazu, dass sich die Blutplättchen weniger leicht miteinander verbinden. Sowohl die Bildung von Blutgerinnseln (Thromben) als auch die Ablagerungen an der Gefäßinnenwand (Plaques) werden dadurch vermindert.

Die Phytoöstrogene bewirken auch, dass die Blutplättchen nicht verkleben und so die Arterien verstopfen können.

Dieses schützt nicht nur das gesamte Gefäßsystem, es könnte auch der Grund dafür sein, dass Phytoöstrogene im Gegensatz zu den klassischen Östrogenen kein erhöhtes Thromboserisiko hervorrufen.

■ Die idealen Östrogene für den Mann

Während die Vorteile der klassischen Östrogenersatztherapie nur der Hälfte der Menschheit, nämlich den Frauen, zugute kommen, können nun auch endlich die Männer ihre Gefäße hormonell schützen.
Da Phytoöstrogene keinerlei verweiblichende Wirkungen bei Männern zeigen, haben wir mit ihnen erstmals etwas, wonach die pharmazeutische Industrie bereits seit Jahren intensiv sucht: Östrogene für den Mann – und das ohne Nebenwirkungen!

Risikofaktor Homocystein

Eine weitere Substanz gilt als Risikofaktor für Herz-Kreislauf-Erkrankungen: Das Homocystein. Diese Aminosäure wird freigesetzt, wenn der Körper Proteine verstoffwechselt. Hohe Homocysteinspiegel im Blut erhöhen das Risiko von Herz-Kreislauf-Erkrankungen, indem sie die glatten Muskelzellen schädigen, die die innere Gefäßwand auskleiden. Darüber hinaus können sie die Bildung von Blutgerinnseln auslösen, wirken also gegensätzlich zu den zuvor beschriebenen Antikoagulanzien. Homocystein gilt inzwischen als eigenständiger Risikofaktor für

Herz-Kreislauf-Erkrankungen, der von den Blutfetten unabhängig ist, aber eine genauso hohe Bedeutung hat.

■ Runter mit dem Homocystein

Die gute Nachricht: Phytoöstrogene sind auch in der Lage, die Homocysteinspiegel im Blut zu senken. Werden die Phytoöstrogene in Form von Sojaprodukten aufgenommen, kommt noch ein weiterer Vorteil hinzu: Sojaprotein enthält deutlich weniger Homocystein als tierisches Protein, zudem ist es reich an B-Vitaminen. Von diesen Vitaminen – insbesondere von der Folsäure – weiß man inzwischen, dass sie erhöhte Homocysteinspiegel nachhaltig senken können.

Was Sie sonst noch tun können – Die richtige Ernährung zur Arterioskleroseprophylaxe

Fett macht fett. Es sorgt dafür, dass Ihre Gefäßwände verfetten, degenerieren und verkalken. Die erste Maßnahme zur Vorbeugung gegen Arteriosklerose ist daher die Reduktion von Nahrungsfetten. Insbesondere tierische Fette, aber auch vollfette Milchprodukte sollten Sie künftig möglichst meiden bzw. deutlich reduzieren.

Freien Radikalen keine Chance

Ein entscheidender Faktor für die Entstehung einer Arteriosklerose ist die Schädigung der Gefäßwände durch Freie Radikale. Der regelmäßige Verzehr von frischem Obst und Gemüse liefert alle wichtigen Vitamine, Mineralstoffe und sekundären Pflanzenstoffe, die unser Herz und unsere Gefäße wirksam schützen. Besonders wirkungsvoll sind neben den phytoöstrogenhaltigen Sojaprodukten:

- Hafer- und Vollkornprodukte
- Hülsenfrüchte
- Ingwer
- Karotten
- Knoblauch
- Zitrusfrüchte
- Zwiebeln

Eine Empfehlung der Deutschen Gesellschaft für Ernährung lautet: 5-mal täglich! Gemeint ist, mindestens 5-mal am Tag frisches Obst oder Gemüse zu essen. Halten Sie sich dran, Ihre Gesundheit wird es Ihnen danken – und Freie Radikale sind gegessen!

Die Omega-3-Fettsäuren sind unter anderem der Grund dafür, dass Eskimos so gut wie niemals an einem Herzinfarkt erkranken.

Positiver wirken sich die mehrfach ungesättigten Fettsäuren aus Pflanzenölen aus, vor allem das Olivenöl. Einen Schutzfaktor für Ihre Gefäße stellen auch die Omega-3-Fettsäuren dar, die hauptsächlich in Fischölen vorkommen. In der Apotheke oder im Reformhaus erhalten Sie Präparate mit den wertvollen Omega-3-Fettsäuren. Lassen Sie sich dort über die Dosierung beraten.

Das Gläschen Wein in Ehren ...

Der mäßige Konsum von Alkohol hat neueren wissenschaftlichen Studien zufolge einen schützenden Effekt auf die Gefäße. Insbesondere Rotwein ist offensichtlich in der Lage, das Arterioskleroserisiko zu senken. Dieses geschieht zum einen durch eine Verbesserung des LDL-/HDL-Cholesterinverhältnisses, zum anderen durch einen Schutz der Gefäßwand vor oxidativen Schäden. Die Betonung liegt hierbei allerdings auf dem Wörtchen „mäßig" – das heißt ein bis maximal zwei Gläser Wein pro Tag. Bei übermäßigem Alkoholkonsum schlägt dieser Effekt wieder ins Gegenteil um. Bei Frauen ist darüber hinaus zu beachten, dass Alkoholkonsum den Östrogenspiegel beeinflusst und somit das Risiko für einen Brustkrebs erhöht.

Bewegung, Bewegung, Bewegung ...

Auch auf die Gefahr hin, dass wir uns wiederholen: Regelmäßiger Sport ist immer noch das A und O, wenn es darum geht, das Herz- und Kreislaufsystem zu trainieren und alle Funktionen zu stärken. Dreimal wöchentlich 30 Minuten Sport sollten deshalb zu Ihrem Standardprogramm gehören.

Folgende Ausdauersportarten sind am besten dazu geeignet, die Durchblutung zu verbessern und dadurch die Gefäße dauerhaft elastisch und durchlässig zu halten: Walken, Schwimmen, Laufen, Rad fahren, Joggen, Bergwandern, Skilanglauf.

Regelmäßige Bewegung an der frischen Luft, Wasseranwendungen nach Kneipp und eine Ernährung, die wenig tierisches Fett enthält, halten die Blutgefäße durchlässig.

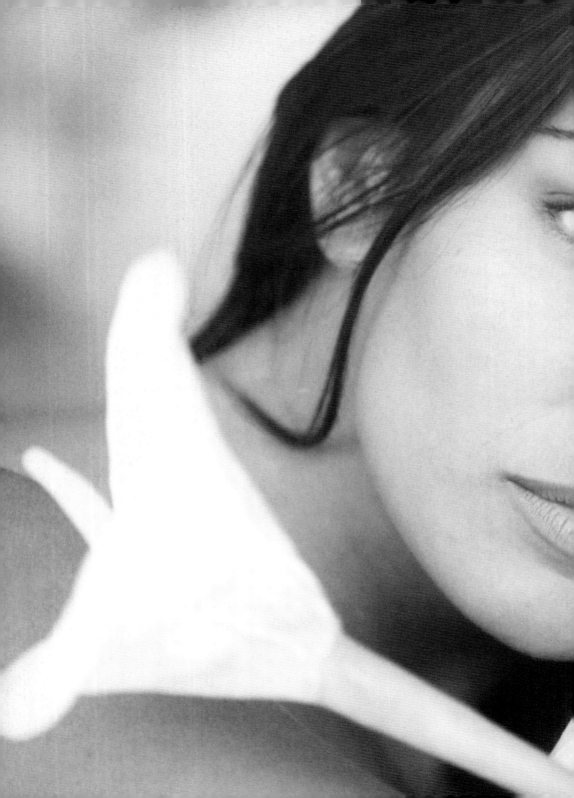

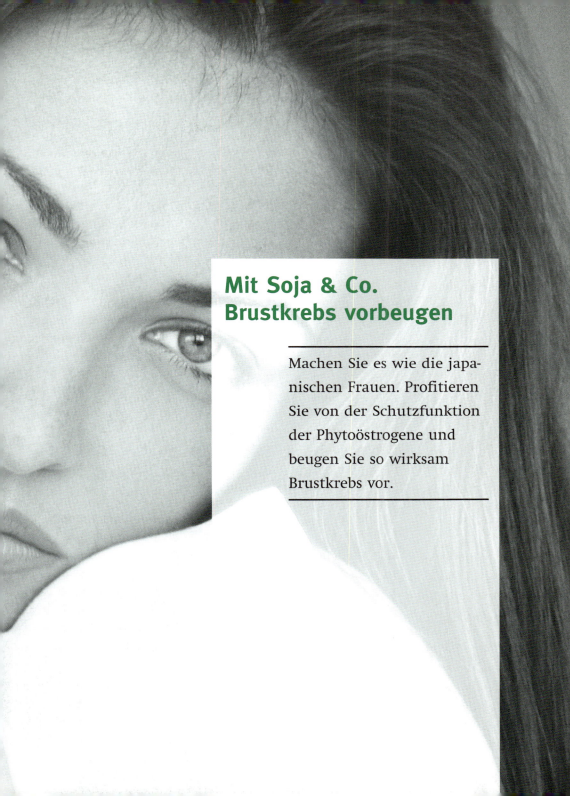

Mit Soja & Co. Brustkrebs vorbeugen

Machen Sie es wie die japanischen Frauen. Profitieren Sie von der Schutzfunktion der Phytoöstrogene und beugen Sie so wirksam Brustkrebs vor.

Warum Japanerinnen seltener an Brustkrebs erkranken

Unter den vielen positiven gesundheitlichen Wirkungen der Phytoöstrogene gibt es eine, die für besonders großes Aufsehen sorgt: Phytoöstrogene sind offensichtlich in der Lage, bestimmten Tumorarten vorzubeugen. Dies gilt vor allem für den Brustkrebs.

Den Beweis liefert wieder einmal Japan. Forscher fanden nämlich heraus, dass japanische Frauen fünfmal seltener an Brustkrebs erkranken als europäische oder amerikanische Frauen. Lange Zeit hielt man diese Tatsache für genetisch bedingt, dachte, die Japanerinnen seien eben durch ihre Erbanlagen auf besondere Weise vor diesem heimtückischen Tumor geschützt. Doch anhand von so genannten Migrationsstudien an japanischen Frauen, die nach Amerika ausgewandert waren, fanden die Forscher Erstaunliches heraus: Je länger die ausgewanderten Japanerinnen im neuen Gastland lebten und dabei ihre traditionellen Lebensgewohnheiten aufgaben, desto höher stieg auch ihr Brustkrebsrisiko. Und ihre in Amerika geborenen Töchter wiesen bereits die gleiche Brustkrebsrate auf wie die Amerikanerinnen selbst.

Auch permanenter Stress ist einer der Faktoren, die Krebs begünstigen. Achten Sie daher auf ausreichende Phasen der Entspannung – z. B. durch autogenes Training oder Yoga.

■ Die Ernährungsgewohnheiten sind entscheidend

Nicht die genetische Veranlagung, sondern ihr Lebensstil bzw. die Ernährungsgewohnheiten lassen die japanischen Frauen so viel seltener an Brustkrebs erkranken.
Die im Grundnahrungsmittel Soja enthaltenen Phytoöstrogene haben erwiesenermaßen eine ausgeprägte prophylaktische Wirkung gegen alle hormonabhängigen Tumoren. Hierzu gehören neben dem Brustkrebs auch der Krebs des Gebärmutterkörpers. Und auch Männer sind vor Prostatakrebs durch die Östrogene von Mutter Natur geschützt.

Wie wirken Phytoöstrogene gegen Brustkrebs?

Gleich mehrere Eigenschaften machen die Phytoöstrogene zu einem Krebs vorbeugenden Mittel par excellence. Schauen wir uns diese Eigenschaften einmal an.

Pflanzenhormone mit paradoxer Wirkung

Wir haben bereits darauf hingewiesen, dass der Begriff Phytoöstrogene eigentlich unzureichend ist. Die Pflanzenhormone agieren zwar teilweise als Östrogene, deshalb sind sie auch gegen Wechseljahresbeschwerden wirksam. Für die Vorbeugung gegen Brustkrebs ist aber vor allem ihre antiöstrogene Wirkungsweise entscheidend. Wie kommt es zu dieser scheinbar paradoxen Wirkung? Kann eine Substanz gleichzeitig Östrogen und Antiöstrogen sein? Sie kann. Verantwortlich dafür sind zwei Mechanismen. Zum einen ist die östrogene Wirksamkeit der Pflanzenhormone deutlich niedriger als die der körpereigenen Östrogene. Je nach Phytoöstrogen sind diese um den Faktor 100 oder sogar 1000 schwächer als das stärkste körpereigene Östrogen. Da sie jedoch an denselben Rezeptor binden, bedeutet dies, dass bei hohen körpereigenen Spiegeln die Phytoöstrogene die Rezeptoren blockieren und somit die Brustdrüse von den wesentlich stärkeren Hormonen entlasten.

Medizinisch nennt man diesen Mechanismus der Phytoöstrogene, den Körper vor eigenen schädlichen Hormonen zu schützen, eine kompetitive Hemmung.

Unterschiedliche Östrogenrezeptoren

Der zweite Effekt ist noch entscheidender. Erst vor wenigen Jahren fand die Forschung heraus, dass es im menschlichen Körper zwei verschiedene Typen von Östrogenrezeptoren gibt – den klassischen Alpha-Rezeptor sowie einen Beta-Rezeptor. Diese beiden Rezeptoren sind in verschiedenen Körpergeweben unterschiedlich verteilt, was wiederum zur Folge hat, dass Substanzen, die hauptsächlich an einem Rezeptor wirken, auch nur eine selektive Östrogenwirkung entfalten. Dieses Prinzip macht man sich bei einer neuen, bereits erwähnten pharmakologischen Substanzgruppe zunutze: Den SERMs (siehe auch Seite 45). Diese Stoffe entfalten am Skelettsystem ihre östrogenartige Wirkung und beugen so Osteoporose vor. Auf die Gebärmutterschleimhaut hingegen, die andere Östrogenrezeptoren besitzt, wirken die SERMs nicht, so dass unter ihrer Gabe auch keine unerwünschten Blutungen auftreten. Und da die SERMs zudem an der Brustdrüse wie Hormonblocker wirken, verringern sie das Brustkrebsrisiko deutlich.

Mit Soja & Co. Brustkrebs vorbeugen

Welche Frauen sind besonders gefährdet?

Unter einer Behandlung mit SERMs steigt das Thromboserisiko. Zudem haben diese Präparate noch keine Zulassung zur Brustkrebsprophylaxe.

Bei Hochrisikopatientinnen – dazu gehören solche, bei denen in der Familie gehäuft Brustkrebs auftritt – wird die Entscheidung sicherlich zugunsten einer solchen medikamentösen Prävention mit SERMs fallen.

Aber was ist mit den anderen Frauen? Wie steht es um deren Risiko? Jedes Jahr werden allein in Deutschland 48 000 neue Fälle von Brustkrebs diagnostiziert. Jede zehnte deutsche Frau erkrankt an diesem Tumor, etwa 40 Prozent der Betroffenen überleben ihre Erkrankung nicht. Die Antwort auf die Frage „Wer ist brustkrebsgefährdet?" kann also nur lauten: Jede Frau, die eine Brust hat. In Deutschland bedeutet dies: Es gibt 40 Millionen Risikopatientinnen, die von einer möglichen Brustkrebserkrankung bedroht sind.

Sie sollten Ihre Brust regelmäßig selbst untersuchen und sie auf diese Weise genau kennen lernen. Nur so werden Ihnen Änderungen sofort auffallen.

40 Millionen Frauen wird man aber keine SERMs verordnen können – schon aus Kostengründen. Hier sind vielmehr Strategien gefragt, durch natürliche und nebenwirkungsfreie Maßnahmen das Brustkrebsrisiko zu senken. Eine der wirkungsvollsten Möglichkeiten ist eine Umstellung des Ernährungsverhaltens im Sinne des NCP-Programmes (Nutritional Cancer Prevention),

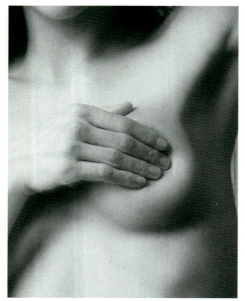

wie es auch von der Deutschen Krebsgesellschaft empfohlen wird (siehe Seite 72). Wesentlicher Bestandteil des NCP-Programmes ist ein möglichst hoher Konsum von Sojaprodukten und damit von Phytoöstrogenen. Denn Phytoöstrogene sind die SERMs aus der Natur.

Auch sie wirken gezielt auf bestimmte Östrogenrezeptoren, vornehmlich auf den Beta-Rezeptor, der hauptsächlich im Brust- und Prostatagewebe vorkommt. Dadurch wird das Risiko einer krebsigen Entartung dieser Organe deutlich gesenkt. Ein weiterer Vorteil im Gegensatz zu den entsprechenden Medikamenten: Selbst bei einem langfristigen Konsum von Phytoöstrogenen treten keine Nebenwirkungen auf. Im Gegenteil: Diese natürlichen Östrogene haben auf das gesamte Wohlbefinden eine äußerst positive Wirkung.

Mehr als ein Hormonblocker

Die SERM-artige Wirkung der Phytoöstrogene ist der wichtigste, aber keineswegs der einzige Antitumoreffekt, den diese Substanzen aufweisen. Phytoöstrogene sind nämlich auch äußerst wirkungsvolle Radikalenfänger.

Bei der Krebsentstehung unterscheidet man zwei wesentliche Schritte: Die Krebsinitiation und die Krebspromotion. Bei der Krebsinitiation kommt es zu einer ersten (initialen) Schädigung der Erbsubstanz einer Zelle, die dazu führt, dass diese dann zu einer Krebszelle entartet. Im Rahmen der Krebspromotion sorgen dann bestimmte wachstumsfördernde Substanzen (Promotoren) dafür, dass diese Krebszelle weiter wächst und sich zu einer Krebsgeschwulst entwickelt. Solche Promotoren sind zum Beispiel die Östrogene. Bei der Krebsinitiation dagegen spielen andere Substanzen eine Rolle. Neben speziellen Karzinogenen (krebsauslösenden Stoffen) sind es vor allem die so genannten Freien Radikale.

> ### ■ Die unsichtbare Gefahr
>
> Freie Radikale sind aggressive chemische Moleküle, die im Rahmen der Energiegewinnung in unserem Körper entstehen, aber auch durch äußere Einflüsse wie Rauchen oder durch die UV-Strahlung freigesetzt werden. Diesen Molekülen fehlt ein Elektron auf ihrer Außenhülle, was sie äußerst reaktionsfreudig macht. Das fehlende Elektron versuchen sie einer anderen Verbindung zu entreißen und schädigen so benachbarte Strukturen, Zellen und Gewebe. Freie Radikale können aber auch den genetischen Bauplan im Zellkern angreifen und somit zum Auslöser jener verhängnisvollen Veränderung der Erbsubstanz (Genom) werden, die am Anfang jeder Krebsentwicklung steht.

Freie Radikale zerstören überall im Körper chemische Verbindungen und sind auch für die Hautalterung und die Arteriosklerose mitverantwortlich. Neben den Phytoöstrogenen sind auch die in Obst und Gemüse enthaltenen sekundären Pflanzenstoffe wirksame Radikalenfänger.

Phytoöstrogene haben als starke Antioxidanzien die Fähigkeit, diese aggressiven Freien Radikale abzufangen. Ein Effekt, den wir bereits im Rahmen der Arterioskleroseprophylaxe herausgestellt haben, der aber gerade auch für die Krebsprävention äußerst wichtig ist. Denn als Radikalenfänger schützen die Phytoöstrogene in beiden Phasen der Krebsentstehung – sowohl bei der Krebsinitiation als auch bei der -promotion.

Ein Enzym als Hormonproduzent

Doch damit nicht genug. Phytoöstrogene sind auch Aromatasehemmer. Bei der Aromatase handelt es sich um ein Enzym, das in der Lage ist, durch eine spezielle chemische Reaktion – die so genannte Aromatisierung – im Körper zirkulierende Hormonvorstufen in biologisch aktive Östrogene umzuwandeln. Dieses Enzym arbeitet ein Leben lang und ist völlig unabhängig von den Eierstöcken, die ja die eigentlichen Östrogenproduzenten des weiblichen Körpers sind.

Die Aromataseaktivität bleibt auch noch nach den Wechseljahren erhalten.

Die höchste Konzentration an Aromatase findet sich übrigens im Fettgewebe. Dies ist der Grund, warum gerade übergewichtige Frauen auch nach den Wechseljahren häufig noch hohe, teilweise sogar unnatürlich hohe Östrogenspiegel aufweisen. Bei diesen Frauen beobachtet man dann auch eine deutlich erhöhte Rate hormonabhängiger Tumoren. Wir haben bereits gesehen, dass einige Brustkrebsarten Östrogene als Promotoren, also als Wachstumsfaktoren nutzen. Für manche Brustkrebsarten wurde nachgewiesen, dass sie eine eigenständige Aromataseaktivität entfalten, also ihren eigenen Treibstoff produzieren.

Auch Krebs ist auf „Nahrung" angewiesen

Aber selbst damit ist die Antitumorwirkung der Phytoöstrogene noch immer nicht ausgeschöpft. Neueste Studien zeigen, dass Phytoöstrogene einer Präparategruppe gleichen, die sich zurzeit noch in der klinischen Erprobung befindet, von denen sich viele Experten aber bereits eine neue Ära der Krebstherapie versprechen. Die Rede ist von den so genannten Angiogenesehemmern.

■ Natürliche Aromatasehemmer

Aromatasehemmer gehören genau wie Antiöstrogene seit vielen Jahren zu den Medikamenten, die von Krebstherapeuten zur Behandlung von Brustkrebs eingesetzt werden. Sowohl unter Laborbedingungen als auch in Tierversuchen konnte nachgewiesen werden, dass auch Phytoöstrogene als Aromatasehemmer wirken und somit einen zusätzlichen krebsprophylaktischen Effekt besitzen.

Um zu verstehen, was es damit auf sich hat, müssen wir uns zunächst noch einmal kurz die Entwicklung einer Krebsgeschwulst anschauen. Auf Seite 67 haben wir Ihnen bereits erklärt, dass ein Krebs immer in zwei Phasen entsteht. Am Anfang steht die genetische Schädigung – die Mutation –, die aus einer gesunden Zelle eine Krebszelle macht. Nach dieser Krebsinitiation kommt es unter dem Einfluss fördernder Substanzen zum Wachstum dieser Krebszelle – der Krebspromotion – eine kleine Geschwulst bildet sich aus.

Neue Hoffnung: Hungertod für Krebszellen

Was aber weiter wachsen will, braucht Nahrung und Energie. Ab einer gewissen Größe kann die Krebsgeschwulst diese Energie aber nicht mehr aus ihrer unmittelbaren Umgebung aufnehmen. Sie braucht den Anschluss an das Gefäßsystem, um sich mit Blut und Nährstoffen zu versorgen. Gelingt dieser Anschluss nicht, so verhungert die Krebsgeschwulst im wahrsten Sinne des Wortes. Der Tumor sendet daher bestimmte Botenstoffe aus, die dafür sorgen, dass neue kleine Blutgefäße in die Geschwulst hineinwachsen und dieser somit Anschluss an das lebenswichtige Gefäßsystem erhält. Diesen Prozess bezeichnet man als Tumorneoangiogenese.

> ■ **Arzneiwunder Soja mit Dreifachwirkung**
>
> SERM, Aromatasehemmer und Angiogenesehemmer in einem – eine solch umfassende Antitumoraktivität wie die Phytoöstrogene weist bisher noch kein Krebsmedikament auf. Somit wird das Nahrungsmittel mit dem höchsten Gehalt an Phytoöstrogenen – Soja und Sojaprodukte – zur großen Hoffnung in der Brustkrebsprävention.

Ein völlig neuer Therapieansatz in der Krebsforschung ist nun darauf ausgerichtet, genau diesen Vorgang der Gefäßanbindung einer Krebsgeschwulst zu unterdrücken und damit den Tumor regelrecht „auszuhungern". Die Präparate, die man dazu verwendet, werden als Angiogenesehemmer bezeichnet. Zurzeit befinden sich entsprechende Substanzen wie das Endostatin oder das Angiostatin noch in der klinischen Testphase. Erste Studien

Auf den ersten, als Medikament zugelassenen Angiogenesehemmer wird man wohl noch ein wenig warten müssen.

und vor allem Tierversuche erbrachten jedoch so sensationelle Erfolge, dass die New York Times bereits 1998 auf ihrer Titelseite darüber berichtete. Ein durchaus ungewöhnlicher Vorgang, da es vom Tierversuch bis zur klinischen Zulassung noch ein weiter Weg ist. Und nicht alles, was bei Mäusen wirkt, ist zwangsläufig auch beim Menschen erfolgreich.

Der Grund, warum wir so ausführlich über ein noch nicht erhältliches Krebspräparat berichten, ist die Tatsache, dass für Phytoöstrogene unter Laborbedingungen ebenfalls ein Antiangiogeneseeffekt nachgewiesen wurde. Dieser Effekt ist im Übrigen hormonunabhängig und erklärt, warum Phytoöstrogene auch bei Brustkrebsen wirken, die keinerlei Hormonrezeptoren aufweisen.

Brustkrebsgefahr durch Phytoöstrogene?

Da hört und liest man nun seit Jahren über die brustkrebsvorbeugenden Eigenschaften von Soja und Phytoöstrogenen, und plötzlich steht in der Zeitung: Stimmt alles gar nicht. Phytoöstrogene können sogar Brustkrebs fördern. Vorsicht ist geboten!

Was steckt dahinter? Diese Schlagzeilen beziehen sich im Wesentlichen auf einige wenige Tierversuche. Bei genetisch manipulierten Mäusen, die durch diese genetische Veränderung völlig östrogenfrei wurden, hatte man festgestellt, dass eine spezielle Brustkrebszelllinie (so genannte MCF-7-Zellen) unter der Gabe von Genistein, also einem Sojaisoflavon, vermehrt wuchs. Bedeutet dies, wie es in vielen Zeitungen zu lesen war, das Phytoöstrogene Brustkrebs begünstigen?

Nein, das bedeutet es nicht. Und zwar aus folgendem Grund: Wir haben bereits mehrfach darauf hingewiesen, dass Phytoöstrogene eigentlich Phyto-SERMs sind; Substanzen, die sowohl östrogene als auch antiöstrogene Eigenschaften besitzen. Welche Eigenschaften zum Tragen kommen, hängt daher entscheidend von der Umgebung ab, in der Phytoöstrogene wirken. In einem künstlich hergestellten, östrogenfreien Milieu kann es durchaus sein, dass ausschließlich die östrogene Wirkung eines SERMs dominiert. Es gibt ja keine weiteren Östrogene, denen entgegengewirkt werden kann. Ein solches Milieu existiert aber nur in einem künstlichen Versuchsaufbau und nicht in der Natur. Und schon gar nicht beim Menschen. Selbst bei älteren Frauen, die sich bereits weit jenseits der Wechseljahre befinden und bei denen die Eierstöcke die Hormonproduktion schon lange eingestellt haben, lassen sich im Blut immer noch Östrogene nachweisen. Sie werden zum Beispiel im Fettgewebe durch die enzymatische Umwandlung von Hormonvorstufen im Rahmen der bereits besprochenen Aromatisierung gebildet. In einem solchen Fall kommt sofort die antiöstrogene Wirkung der Phytoöstrogene zum Tragen – und schützt vor Brustkrebs.

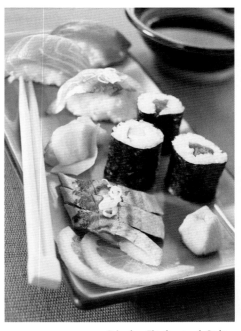

Frische Fische und Soja sowie Sojaprodukte weisen einen hohen Gehalt an Phytoöstrogenen auf und sind zudem ausgesprochen lecker.

Noch ein weiteres, sehr entscheidendes Kriterium gibt uns bezüglich der Sicherheit von Phytoöstrogenen Gewissheit. Phytoöstrogene sind keine neu entwickelten Substanzen, die zwar die üblichen klinischen Studien durchlaufen haben, deren seltene Nebenwirkungen aber erst auffallen, wenn sie an einem großen Patientenkollektiv eingesetzt werden. Phytoöstrogene werden vielmehr seit vielen hundert Jahren von Millionen Asiaten konsumiert. Und zwar offensichtlich ohne unerwünschte Nebenwirkungen. Wäre es so, dass Phytoöstrogene nach den Wechseljahren das Brustkrebsrisiko erhöhen, dann müsste bei japanischen Frauen nach den Wechseljahren auch die Brustkrebsrate deutlich ansteigen, es sei denn, diese Frauen würden mit Eintritt der Menopause auf ihren Sojakonsum verzichten. Das tun sie nachweislich nicht. Und nachweislich bleibt auch ihre Brustkrebsrate niedrig. Nicht trotz, sondern wegen der aufgenommenen Phytoöstrogene.

Was Sie sonst noch tun können – Die richtige Ernährung zur Brustkrebsprophylaxe

Mehr und mehr verdichten sich die Erkenntnisse, dass auch der Brustkrebs zu den ernährungsabhängigen Erkrankungen gehört. Die Erfahrungen zum Thema Krebsprävention durch richtige Ernährung sind inzwischen zu einem Programm zusammengefasst worden.

Das NCP-Programm gegen Krebs

Dieses Programm – NCP steht für Nutritional Cancer Prevention – wird von der Deutschen Krebsgesellschaft propagiert. Es beruht auf den folgenden 6 Leitlinien:

Eine umfassende Erläuterung des NCP-Programmes einschließlich eines umfassenden Rezeptteils finden Sie in dem TRIAS-Ratgeber „Brustkrebs vorbeugen: So vermindern Sie Ihr Risiko" vom gleichen Autor.

1. Reduktion von Übergewicht
Da im Fettgewebe biologisch aktive Östrogene gebildet werden, führt starkes Übergewicht zu einer Erhöhung der Rate hormonabhängiger Tumoren. Hierzu gehört neben dem Brustkrebs auch der Gebärmutterkörperkrebs und der Prostatakrebs beim Mann.

2. Nahrungsfette und Übergewicht reduzieren
Ein hoher Fettkonsum geht ebenso wie Übergewicht mit einem erhöhten Krebsrisiko einher. Vor allem tierische Fette sollten daher gemieden werden. Sie stecken hauptsächlich in rotem Fleisch und in Milch und Milchprodukten mit hohem Fettgehalt. Dagegen wirken andere Fette, wie z. B. Oliven- oder Fischöl, durch ihren hohen Gehalt an Omega-9- bzw. Omega-3-Fettsäuren eher schützend.

3. Viel Obst und Gemüse essen
Sie enthalten hohe Konzentrationen von Vitaminen und sekundären Pflanzenstoffen. Diese antioxidativen Substanzen wirken als Radikalenfänger und vermindern somit das Krebsrisiko. Auch hier gilt wieder die Empfehlung „five a day" – täglich fünf kleinere Portionen Obst und Gemüse zu verzehren.

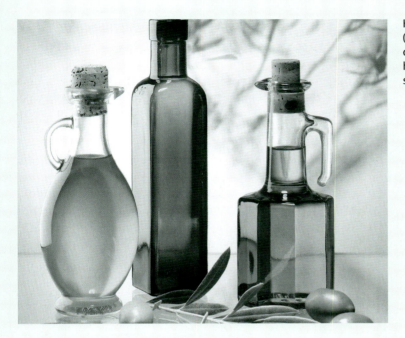

Kaltgepresste Olivenöle (extra vergine) wirken durch einen hohen Gehalt an Omega-3-Fettsäuren schützend.

4. Phytoöstrogene als Antiöstrogene
Nicht nur Soja und Sojaprodukte, sondern auch bestimmte Gemüsesorten haben eine besonders ausgeprägte krebsprophylaktische Wirkung, weil sie an der Brustdrüse als Hormonblocker wirken und somit die schädigenden körpereigenen Östrogene verdrängen. Hierzu gehören die meisten Kohlsorten sowie Brokkoli.

5. Alkohol reduzieren
Alkohol greift in den Östrogenstoffwechsel ein und erhöht somit das Risiko, an einem Brustkrebs zu erkranken. Insbesondere für Frauen gilt daher: Je weniger Alkohol, desto besser. Gegen 1 Glas Rotwein am Abend ist aber nichts einzuwenden – zumal er Herz und Gefäße schützt.

6. Regelmäßig Sport treiben
Körperliche Bewegung stimuliert das Immunsystem, baut unnatürlich hohe Hormonspiegel ab und schützt somit auch vor Krebs. Wichtig ist aber auch hier, die Sache regelmäßig zu betreiben: Dreimal 30 Minuten Sport pro Woche sollten es schon sein, damit sich die erwünschte Wirkung überhaupt einstellt.

Anti-Aging – der Trend des beginnenden 21. Jahrhunderts

Alle wollen länger leben, aber keiner will älter werden. Ein ganz neuer Zweig von Medizin beschäftigt sich inzwischen damit, Alterungsprozesse gezielt zu beeinflussen. Viele Folgen der Wechseljahre lassen sich als Beschleunigung solcher Alterungsprozesse interpretieren – die Osteoporose als beschleunigtes Altern des Skelettsystems, die Arteriosklerose als Alterungsprozess unserer Blutgefäße. Auch das größte Organ unseres Körpers, die Haut, altert. Das führt zwar nicht unbedingt zu lebensbedrohlichen Erkrankungen, ist aber im Gegensatz zu den meisten anderen Organen äußerlich sichtbar. Und das macht es für viele Menschen zum Problem. Vor allem für Frauen in den Wechseljahren.

Die Haut altert doppelt

Als Grenzfläche zwischen Innen- und Außenwelt unterliegt die Haut sogar einem doppelten Alterungsprozess: Wir unterscheiden zwischen der exogenen, also durch äußere Faktoren bedingten Hautalterung und der endogenen, die hauptsächlich körpereigene Ursachen hat.

Freie Radikale und Hormonmangel beschleunigen den Alterungsprozess. Auch den der Haut.

Bei der exogenen Hautalterung spielt vor allem die Schädigung der Haut durch Freie Radikale eine Rolle. Wesentlichster Alterungsfaktor für die Haut ist dabei die UV-Strahlung durch das Sonnenlicht. Deshalb findet sich für die exogene Hautalterung gelegentlich der englische Begriff Photo-Aging.

Für die endogene Hautalterung sind dagegen Veränderungen im Körperinneren verantwortlich. Neben genetischen Komponenten kommt dabei dem Hormonmangel die Hauptbedeutung zu. Östrogene binden Wasser in der Haut und im Unterhautgewebe. Östrogenmangel macht daher die Haut dünn, trocken und faltig.

Hormone für die Schönheit

Durch einen Ersatz der fehlenden Hormone lassen sich viele dieser Veränderungen rückgängig machen. Östrogene stimulieren die Bildung von Hyaluronsäure in der Haut. Hyaluronsäure ist ein unglaublich effektiver Quellstoff. Ein Gramm dieser Substanz bindet fünf Liter Wasser. So gewinnt die Haut wieder an Volumen, kleine Fältchen glätten sich. Aber nicht nur die Dicke der Haut nimmt zu, auch ihre Qualität. Östrogene bilden nämlich zusätzlich auch Kollagen- und Elastinfasern. Die Haut wird elastischer und spannkräftiger.

Eine Hormonersatztherapie hat also eine Vielzahl positiver kosmetischer Effekte. Dennoch bleibt sie eine medikamentöse Maßnahme mit den bekannten Risiken und Nebenwirkungen. Eine Alternative zu einer systemischen Hormonersatztherapie bildet der lokale Einsatz von Hormonen in Form von Cremes oder Salben. Da diese Präparate individuell rezeptiert und angefertigt werden müssen, braucht es dafür sowohl einen Gynäkologen als auch einen Apotheker mit besonderen Kenntnissen auf diesem Gebiet. Phytoöstrogene dagegen sind Nahrungsbestandteile und nicht als medizinische Inhaltsstoffe klassifiziert. Sie können also als eine Alternative zu den aufwendigen und oftmals teuren Hormonkosmetika dienen. Aber haben sie auch eine entsprechende Wirkung auf die Haut?

Pflanzliche Hormone für die menschliche Haut

Haben sie. Sagt jedenfalls die Firma Vichy, die das erste phytoöstrogenhaltige Kosmetikum auf den Markt gebracht und klinisch getestet hat. Novadiol® ist eine Gesichtspflegecreme, die als wesentlichen Bestandteil Isoflavone, also Sojaphytoöstrogene enthält. An mehreren dermatologischen Zentren in Deutschland wurde die Substanz geprüft. Um sich nicht nur auf die subjektive Zufriedenheit der Anwenderinnen zu verlassen, sondern objektive Daten zu erlangen, wurde die Haut mit einem Messgerät vor und nach der Anwendung auf ihre Dicke überprüft. Bei 49 Prozent der behandelten Frauen zeigte sich bereits nach einem Monat eine deutliche Verbesserung des durchschnittlichen Hautdickegrades, nach drei Monaten konnte bei 79 Prozent aller Frauen eine signifikante Zunahme nachgewiesen werden. Phytoöstrogene speichern dabei nicht nur Wasser in der Haut. Ähnlich wie die körpereigenen Geschlechtshormone schützen sie auch das Kollagen vor enzymatischem Abbau. Der Einsatz von Phytoöstrogenen in der Dermatologie und medizinischen Kosmetik ist zwar noch ein sehr junges Gebiet, aber eines, das die Anti-Aging-Medizin sicherlich befruchten wird.

Phytoöstrogene als medizinische Kosmetika. Klinisch getestet.

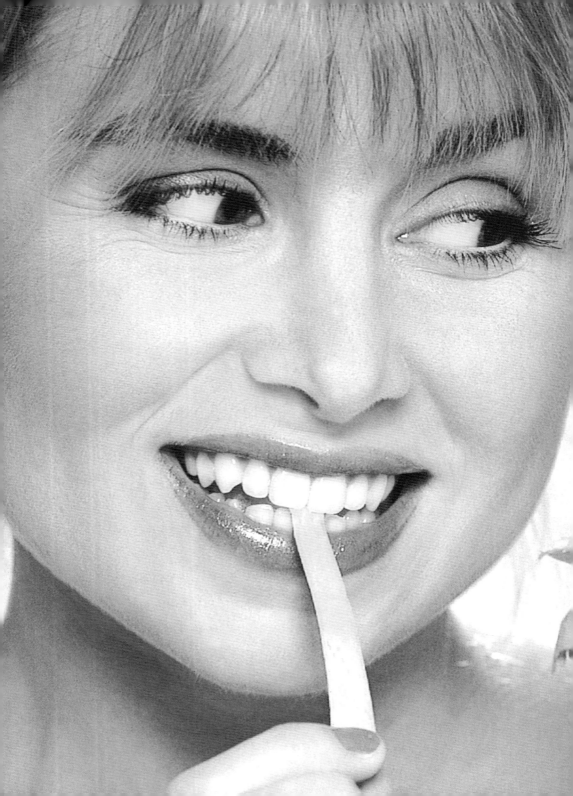

Wie versorge ich mich mit Phytoöstrogenen?

In diesem Kapitel erfahren Sie, welche pflanzlichen Nahrungsmittel die wertvollen Phytoöstrogene liefern können. Zudem machen Sie Bekanntschaft mit den asiatischen Ernährungsgewohnheiten und ihrem ungeheuren Gesundheitspotenzial. Lernen Sie die Produktpalette rund um Soja neu kennen – denn Soja ist viel mehr als ein alternatives Nahrungsmittel!

Worin stecken die Phytoöstrogene?

Über 100 Pflanzen produzieren zu ihrem Schutz Phytoöstrogene. Da scheint eine ausreichende Versorgung mit diesen bioaktiven Pflanzenstoffen in der Praxis nicht unbedingt schwierig. Die folgenden Vergleichszahlen über die durchschnittliche tägliche Phytoöstrogenzufuhr sprechen jedoch eine deutliche Sprache.

Phytoöstrogene in pflanzlichen Nahrungsmitteln

Woran liegt es, dass bei uns so wenig phytoöstrogenhaltige Lebensmittel konsumiert werden?

Wie abwechslungsreich und lecker phytoöstrogenreiche Gerichte schmecken können, diese Erfahrung können Sie mit unseren Rezepten ab Seite 99 machen.

Von den über 100 Pflanzen, die östrogenartige Verbindungen produzieren, können gar nicht alle zu den pflanzlichen Nahrungsmitteln gezählt werden – sie sind für den Menschen ungenießbar.

Bei den essbaren Pflanzen ist der Phytoöstrogengehalt unterschiedlich hoch, so dass viele als pflanzliche Östrogenlieferanten nur eine untergeordnete Rolle spielen.

Weiterhin unterscheiden wir zwischen isoflavonhaltigen Pflanzen und solchen, die Lignane enthalten. Isoflavone und Lignane sind verschiedene Untergruppen von Phytoöstrogenen.

> ■ **Der Tagesdurchschnitt variiert**
>
> Absoluter Vorreiter, was die tägliche Aufnahme von Phytoöstrogenen betrifft:
>
> - Asien (50 bis 60 mg/Tag), gefolgt von
> - den Bewohnern mediterraner Regionen (15 bis 30 mg/Tag)
> - Schlusslicht sind die westlichen Industrienationen (weniger als 5 mg/Tag).
>
> Ohne Zweifel liegen die Gründe hierfür in den unterschiedlichen Ernährungsgewohnheiten und Nahrungsangeboten der verschiedenen Länder und Regionen.

Spitzenreiter Soja

Isoflavone finden sich in nennenswerten Mengen nur in Hülsenfrüchten. Trotz vielfältiger Arten von Hülsenfrüchten hebt sich nur eine als Hauptlieferant für Isoflavone ab – die Sojabohne. Verschiedene Studien haben gezeigt, dass Soja die einzige Pflanze ist, mit der eine wirklich gute Isoflavonversorgung erreicht werden kann.

Sollten Sie noch zögern, Soja in Ihren Speiseplan aufnehmen zu wollen, sollten Sie gleich einmal zu unserem Rezepteteil blättern (ab Seite 104). Dort finden Sie viele Anregungen für Gerichte mit Soja und Sojaprodukten, deren Geschmack Sie sicherlich überzeugen wird.

Zwar stehen andere Hülsenfrüchte durchaus als gesunde Alternative zu Soja zur Verfügung. Jedoch müsste man, um dieselbe Versorgung mit Isoflavonen zu erreichen, eine erheblich größere Menge an diesen Hülsenfrüchten zu sich nehmen. Grund genug, dieses Sonntagskind unter den Pflanzen, dem scheinbar alle positiven Eigenschaften gegeben sind, mal genauer zu betrachten, und sich von seiner Vielseitigkeit überraschen zu lassen.

Die Zahl der bedeutsamen Isoflavonlieferanten ist relativ gering, wogegen Lignane in wesentlich mehr pflanzlichen Nahrungsmitteln enthalten sind.

Soja – eine von fünf heiligen Pflanzen Chinas

Soja und Sojaprodukte zählten lange Jahre in Deutschland zu den alternativen Nahrungsmitteln, die nur in Reformhäusern und Bioläden erhältlich waren. Im Gegensatz zu der asiatischen Küche konnte man in unseren Breitengraden wenig mit Soja anfangen. Die neuen Erkenntnisse über die bioaktiven Substanzen in der Sojabohne wecken jedoch auch in den westlichen Ländern das Interesse an Soja und Sojaprodukten.

Die Verwendungsvielfalt der Sojabohne ist breit. Neben ihrer Funktion als wertvolles Nahrungsmittel stellen ihre Abfallprodukte hochwertiges Tierfutter dar. Auch über den Bereich der Ernährung hinaus findet Soja Anwendung, z. B. im Maschinenbau. Die einjährige, strauchige Sojapflanze bildet in nur hundert Tagen ihre wertvollen Samen, die Sojabohnen aus.

Soja ist durch seinen relativ neutralen Eigengeschmack auf vielfältige Weise in der Küche einsetzbar und bietet Ihnen somit immer neue Geschmacksvariationen.

Der Genuss von Soja – (k)eine Frage der Gentechnik

Soja ist gesund – darüber sind sich Mediziner und Ernährungswissenschaftler einig. Doch Kritiker geben zu bedenken, der Großteil des Sojas sei genmanipuliert und berge Gefahren für unsere Gesundheit. Trifft dies zu?

Die genmodifizierte Sojapflanze wird mit einem zusätzlichen Gen versehen, das sie resistent gegen bestimmte Unkrautvernichtungsmittel macht. Sie wird quasi gegen diese Mittel „immun", die Herbizide schädigen nur noch das Unkraut. Gelungen ist dies, indem man ein einzelnes Gen von einem im Ackerboden lebenden Mikroorganismus, der eine solche Resistenz besitzt, mit gentechnischen Methoden auf die Sojapflanze übertragen hat.

Darf man Pflanzen einfach neue Gene zuführen? Wir tun das bereits seit Jahrtausenden, nur mit anderen Mitteln. Die Pflanzenzucht versucht, durch Kreuzungen und gezielte Züchtung die positiven Gene (die Träger der gewünschten Eigenschaften) von Wildpflanzen in einer Kulturpflanze zu vereinigen. Auch Soja ist eine Kulturpflanze, wurde also durch genetische Veränderungen unseren Bedürfnissen angepasst. Das ist allerdings sehr langwierig. An dieser Stelle setzt die Gentechnik an. Die Wissenschaft kann heute einzelne Gene mit ihren Informationen identifizieren, isolieren und diese auf die Zielpflanze übertragen. So können Nutzpflanzen schneller und gezielter als früher optimiert werden.

Kritiker genmodifizierter Sojapflanzen fürchten eine Zunahme von Allergien. Gensoja produziert durch das zugefügte Gen ein zusätzliches Protein, das Enzym EPSPS. Dieses macht bei der geernteten Sojabohne 0,03 Prozent der Frischsubstanz aus. Bei der Verarbeitung von Sojabohnen wird dieses Enzym jedoch inaktiviert. Verarbeitete Sojaprodukte unterscheiden sich also nicht von denen aus herkömmlichem Soja. Bei der unbehandelten Sojabohne bleibt das Enzym erhalten. Es findet sich aber auch in Backhefe oder Joghurt, wird im Verdauungstrakt inaktiviert und aufgespalten.

Nach heutigem Kenntnisstand kann man genmodifizierten Soja als gesundheitlich unbedenklich einstufen. Doch die Unsicherheit der Verbraucher bleibt und „gentechnisch unverändert" gilt heute als verkaufsfördernd. Also geht man wieder dazu über, herkömmlichen Soja anzubauen. Auch Phytoöstrogenextrakte sind inzwischen aus nicht genmodifiziertem Soja. Wer trotzdem unsicher ist, hat bei vielen Produkten schon die Wahl der gentechnisch unveränderten Variante.

Soja – eine von fünf heiligen Pflanzen Chinas

Es gibt verschiedene Sojapflanzen, deren Samen – die Sojabohnen – weiß, gelb, braun oder schwarz gefärbt sein können. Der Handel bietet hauptsächlich gelbe Sojabohnen an.

Eine Übersicht über Soja und ihre Produkte zeigt eindrucksvoll die Vielseitigkeit dieses kleinen Power-Paketes. Neben Lebensmitteln aus der ganzen Sojabohne gibt es Sojaprodukte, Lebensmittel mit Sojaanteilen und Nahrungsergänzungsstoffe aus Soja. Schätzungsweise 30 000 Nahrungsmittel enthalten Soja.

Die Sojabohne gehört wie z. B. Erbsen und Bohnen zu der Gruppe der Leguminosen, der Hülsenfrüchte.

▪ Soja – eine Pflanze mit Geschichte

Die Sojapflanze ist eine der ältesten Kulturpflanzen der Welt. Sie stammt aus Ostasien, wo sie schon seit mehreren tausend Jahren angebaut wird. Soja ist eine von fünf heiligen chinesischen Pflanzen, die der Kaiser alljährlich selbst aussäte. In Ostasien zählt Soja zu den traditionellen Grundnahrungsmitteln, ihre Bedeutung gleicht der von Fleisch, Milch und Milchprodukten in Mitteleuropa. Als typische subtropische Pflanze gedeiht sie nicht in unserem Klima. Selbst in wärmeren europäischen Breitengraden lohnt sich der Anbau kaum.

Hauptanbaugebiete für Soja sind inzwischen die USA, Brasilien, Argentinien und China, wobei China hauptsächlich für den Eigenbedarf produziert. Die USA sind heute der weltweit größte Sojaproduzent, sie liegen mit 60 Millionen geernteten Tonnen Soja jährlich weit vor China, dem traditionellen Anbaugebiet. 14,2 Millionen Tonnen Soja werden jährlich von der EU importiert, ein Zeichen für das wachsende Interesse an Soja.

Das weltweite Interesse an Soja entwickelte sich erst in diesem Jahrhundert, und damit auch die Bedeutung für Markt und Verbrauch.

Zu Risiken und Nebenwirkungen ... sind Phytoöstrogene gefährlich?

Eine Hauptsorge bezüglich der Phytoöstrogene, nämlich, dass diese das Brustkrebsrisiko fördern könnten, haben wir bereits ausführlich auf Seite 70 behandelt. Phytoöstrogene sind eben nicht primär Östrogene sondern SERMs (den Begriff kennen Sie inzwischen), die an der Brust vor allem antiöstrogen wirken.

Macht Tofu dumm?

Eine weitere spektakuläre Schlagzeile geisterte vor einiger Zeit durch die Presse und war sogar der Aufmacher einer ärztlichen Fachzeitschrift: Tofu macht dumm.

Wie waren die Redakteure zu dieser bahnbrechenden, wenn auch etwas schlicht formulierten Erkenntnis gekommen? In einem amerikanischen Altenheim, in dem hauptsächlich Männer japanischer Abstammung lebten, war aufgefallen, dass die Heimbewohner eine ungewöhnlich hohe Rate an Demenzen aufwiesen. Mit dem Begriff Demenz bezeichnet man die nachlassende Hirnfunktion im Alter. Die bekannteste Form ist der Morbus Alzheimer. Um die Ursache für dieses seltsame Phänomen zu ergründen, wurden die betroffenen Bewohner unter anderem gezielt nach ihren Ernährungsgewohnheiten gefragt. Und siehe da – wie sich dies für ordentliche Japaner gehört – gaben sie an, reichlich Tofu zu konsumieren. Schon war für die Autoren der Studie klar, dass für die traurig frühe Vertrottelung der Altenheiminsassen nur deren Vorliebe für Tofu verantwortlich sein könne.

Mit Logik oder gar Wissenschaft hat das nicht das Geringste zu tun. Vor allem aber wird diese Theorie durch keinerlei weitere Untersuchung gestützt. In Japan selbst, wo die Gesamtzahl der Tofukonsumenten sicherlich deutlich höher liegt als in dem entsprechenden amerikanischen Altenheim, lässt sich keine vermehrte Rate von Demenzen gegenüber der westlichen Welt nachweisen. Der Morbus Alzheimer tritt dort sogar deutlich später auf, was auf einen eher schützenden Effekt der Phytoöstrogene hinweist. Dummheit ist also nicht die Folge von Sojakonsum, aber offensichtlich doch ein Zustand, der selbst Wissenschaftsre-

---

Auch in Japan wurden bisher – mit Ausnahme der bereits erwähnten Hypospadien – keinerlei Komplikationen im Zusammenhang mit der Einnahme von Phytoöstrogenen beschrieben.

dakteure gelegentlich befallen kann. Anders lässt es sich kaum erklären, dass eine solch blödsinnige Untersuchung unter einer solch platten Überschrift veröffentlicht wird.

■ Vorsicht bei Schwangerschaft

Nur in einem einzigen Fall scheint bei Phytoöstrogenen wirklich Vorsicht angebracht: bei Vorliegen einer Schwangerschaft.
In Japan hat man bei männlichen Neugeborenen eine gegenüber der westlichen Welt etwas erhöhte Rate an Hypospadien festgestellt – eine sehr seltene Komplikation. Hypospadien sind angeborene Missbildungen des männlichen Gliedes, bei dem die Harnröhre nicht vollständig geschlossen ist bzw. die Harnröhrenöffnung unterhalb ihrer normalen Stelle liegt. Ob hierbei tatsächlich ein Zusammenhang mit den von der Mutter konsumierten Phytoöstrogenen besteht, ist durchaus noch nicht erwiesen. Denkbar ist es allerdings. Da für den Verschluss der Harnröhre beim Fetus männliche Geschlechtshormone eine Rolle spielen, könnte es sein, dass durch sehr hohe Konzentration von Phytoöstrogenen im Blut der Mutter eine solche Missbildung entstehen kann. Werdende Mütter sollten also während der Schwangerschaft auf einen allzu hohen Konsum von Phytoöstrogenen verzichten.

Eine vermehrte Zufuhr von Pflanzenhormonen in der Schwangerschaft ist nicht sinnvoll, da in dieser Zeit der mütterliche Organismus ja bereits vermehrt eigene weibliche Hormone ausschüttet.

Millionen Asiaten können nicht irren

Von dieser kleinen Ausnahme abgesehen können wir den Konsum von Phytoöstrogenen als gesundheitlich unbedenklich bezeichnen. Zumal wir bezüglich des Einsatzes dieser Substanz über große Erfahrung verfügen. Denn zum Thema Phytoöstrogene läuft bereits seit Jahrhunderten ein Großversuch an Millionen von Menschen, ohne dass bisher irgendwelche negativen Konsequenzen entdeckt wurden: Eine phytoöstrogenreiche Diät bildet für Millionen Asiaten die tägliche Lebensgrundlage.

Zu viel ist ungesund

Schon der spätmittelalterliche Arzt Paracelsus erkannte: Die Dosis macht das Gift. Wir kennen diesen Effekt aus vielen anderen Bereichen. Jeder von uns weiß, dass Vitamine gesund sind. Dennoch können Sie sich theoretisch auch eine „Vitaminvergiftung" zuziehen, wenn Sie bestimmte Substanzen (z. B. Vitamin A) in allzu großen Mengen konsumieren. Mit der normalen Nahrung ist dies kaum möglich – mit Dutzenden hoch dosierter Vitamintabletten auf einmal schon.

Auch die bei uns zurzeit auf dem Markt erhältlichen Phytoöstrogenextrakte überschreiten die Tagesdosis von 50 – 60 mg nicht und sind somit gesundheitlich unbedenklich.

Gleiches gilt auch für die Phytoöstrogene. Ein hoher Konsum dieser Substanzen ist sicherlich wünschenswert, aber nicht nach dem Motto: Je mehr, desto besser. Die tägliche Aufnahme sollte nicht über dem asiatischen Tagesdurchschnitt liegen, und das sind etwa 50–60 mg. Mit der normalen Nahrung ist es auch kaum möglich, wesentlich mehr aufzunehmen.

Zu Risiken und Nebenwirkungen brauchen Sie im Fall der Phytoöstrogene also nicht den Arzt oder Apotheker zu fragen – nach allem, was wir derzeit wissen, gibt es sie nicht.

Die Verarbeitung der Sojabohne

Nicht nur der hohe gesundheitliche Nutzen macht die Sojabohne so attraktiv. Die schon in der Dichtung als „Gelbes Juwel" bezeichnete Bohne zeichnet sich auch durch eine ungewöhnliche Produktvielfalt aus, die durch unterschiedlichste Verarbeitungsverfahren ermöglicht wird. Die Sojaprodukte unterscheiden sich dabei in Aussehen, Geschmack, Konsistenz, Fettgehalt und Proteingehalt. Weiterhin ergeben sich deutliche Unterschiede in den küchentechnischen Eigenschaften der Sojaprodukte. Auch die biologische Bedeutsamkeit der unterschiedlichen Sojaprodukte ist nicht vergleichbar. Produkte mit einem hohen Proteingehalt haben z. B. auch einen hohen Anteil an Phytoöstrogenen.

Phytoöstrogene sind jene sekundären Pflanzenstoffe, die die ausgeprägteste krebsprophylaktische Wirkung überhaupt aufweisen.

Die Sojaprodukte lassen sich nach ihrer Verarbeitung in zwei Hauptgruppen unterteilen:

- „Vollfette Produkte" (Lebensmittel aus der ganzen Sojabohne und deren Produkte) und

- „entfettete Produkte" (isolierte Proteine, die als Nahrungsergänzungsstoffe oder Zusatzstoffe in der Lebensmittelindustrie verwendet werden oder Proteinkonzentrate – entfettetes Sojamehl oder -konzentrat).

Vollfette Produkte der Sojabohne ...

Diese Erzeugnisse zählen neben der getrockneten Sojabohne zu den wenig verarbeiteten Lebensmitteln aus der ganzen Sojabohne. In zwei unterschiedlichen Verarbeitungsverfahren wird die unbehandelte Sojabohne zu Kleie, Mehlen, Flocken und Pulver verarbeitet und im Handel angeboten.

Die vollfetten Produkte zeichnen sich durch ihren hohen Proteingehalt und den wertvollen Fett- und Vitamingehalt aus.

Vollsojamehl/Vollsojagrieß. Hierfür werden die Sojabohnen zunächst gereinigt und geschält. Anschließend werden sie in einem hydrothermischen Verfahren erhitzt, wobei viele der aktiven Proteine deaktiviert und teilweise denaturiert werden. Im anschließenden Brech- und Mahlvorgang werden die Sojabohnen zerkleinert, wobei das Mehl durch Sieben vom Grieß getrennt wird. Sojamehl eignet sich zum Abbinden von Suppen und Saucen und als Eiersatz beim Backen – 1 Esslöffel Sojamehl entspricht 1 Ei.

Wie versorge ich mich mit Phytoöstrogenen?

Sojaflocken/Sojakleie. Sojakleie ist eigentlich ein Abfallprodukt der Sojamehlherstellung. Die Schalen der Sojabohnen können geröstet werden und als ballaststoff- und proteinreiche Nahrungsergänzung konsumiert werden.

Sojaflocken entstehen nach der hydrothermischen Behandlung der Sojabohnen durch ein etwas anderes Zerkleinerungsverfahren, der so genannten Flockierung. Sojaflocken lassen sich ebenso wie Sojakleie nahezu überall als wertvolle Nahrungsergänzung einstreuen.

Ganze Sojabohnen. Als unverarbeitete ganze Bohne ist in der Regel die gelbe Sojabohne erhältlich. Wie alle Hülsenfrüchte kommen sie getrocknet auf den Markt und müssen vor der Verarbeitung eingeweicht werden. Sojabohnen lassen sich nur gekocht zu Eintöpfen, Bratlingen, Salaten oder Gemüsebeilagen verarbeiten. Weiterhin sind frittierte, gewürzte Sojabohnen zum Knabbern erhältlich.

„Echte" und „falsche" Sojasprossen. Echte Sojasprossen oder Sojakeimlinge sind nur selten erhältlich. Die üblicherweise angebotenen Sprossen sind aus der grünen Mungobohne gezogene Keimlinge. Sie sind mild im Geschmack und haben einen wesentlich niedrigeren Gehalt an Fett und Protein. Der Keim der Sojabohne

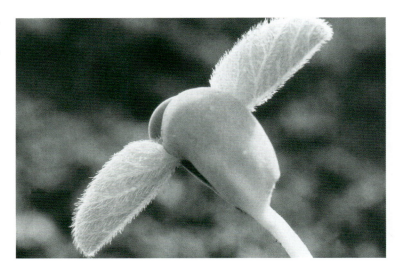

Sojabohnen kommen getrocknet auf den Markt und müssen vor der Verarbeitung eingeweicht werden.

ist kleiner als der der Mungobohne und kann leicht ranzig oder bitter schmecken. Roh sind die Sojasprossen nur schwer bekömmlich, man sollte sie vor dem Verzehr mit kochendem Wasser übergießen.

Mungobohnen-Keimlinge sind vielseitig verwendbar. Sie schmecken in Salaten, Suppen und Pfannengerichten. Die Sprossen haben viele wertvolle Inhaltsstoffe, enthalten aber kaum Phytoöstrogene.

Echte Sojasprossen sind dagegen reich an Phytoöstrogenen, finden aber aufgrund ihres intensiven Geschmacks in der Küche nur selten Verwendung.

... und was man alles daraus machen kann

Die Tradition des Sojakonsums in den asiatischen Ländern ist lange nicht mit dem Hülsenfrüchtekonsum in westlichen Ländern zu vergleichen. Gerichte wie Eintöpfe, Bratlinge und Aufläufe sind den Asiaten eher fremd. Auch die Verwendung von Mehlen & Co. ist in der asiatischen Küche selten anzutreffen. Die Sojabohnen bilden für den Asiaten lediglich die Grundlage für eine weitaus raffiniertere Verarbeitung.

Sojagetränke. Grundlage für die Herstellung von Sojagetränken sind getrocknete Sojabohnen. Diese werden einige Stunden in Wasser eingeweicht und anschließend gemahlen oder püriert. Dieser Sojabohnenbrei wird ausgepresst und die mit den gelösten Proteinen, Kohlenhydraten und Fetten der Sojabohnen versetzte Flüssigkeit als Sojagetränk angeboten. Sojagetränke sind auch unter dem Namen Sojamilch bekannt, da sie wie Milch verwendet werden können. Durch die Anreicherung von Kalzium versuchen Hersteller das Sojagetränk der Kuhmilch anzugleichen. Fruchtige Aroma- und Geschmacksstoffe sollen den für uns etwas gewöhnungsbedürftigen Geschmack überdecken. Da beim Einweichen nur ein Teil der Proteine gelöst wird, weisen Sojagetränke einen eher niedrigen Proteingehalt auf, wodurch auch der Gehalt an Phytoöstrogenen geringer ist.

Durch ihren niedrigen Kalziumgehalt kann Sojamilch in der Säuglings- und Kinderernährung die Kuhmilch nicht ersetzen

Wie versorge ich mich mit Phytoöstrogenen?

Die Festigkeit von Tofu richtet sich nach der Restflüssigkeit.

Tofu. Die Vorstufe der Tofuherstellung ist die Gewinnung des Sojagetränkes. Durch Erhitzen und einen Gerinnungsprozess wird es zum Ausflocken gebracht. Presst man nun die überschüssige Flüssigkeit heraus, bleibt eine weiße, weiche und schnittfeste Masse zurück – der Tofu. Tofu ist nahezu geschmacksneutral und daher vielseitig einsetzbar. In der asiatischen Küche bildet er die Grundlage für viele Gerichte. Asiatische Feinschmecker bezeichnen ihn als wahre Delikatesse, denn bei seiner Zubereitung offenbart sich die wahre Kunst des Kochens – das Würzen. Egal ob süß oder salzig, scharf oder mild, gekocht, geräuchert, gebraten oder mariniert – Tofu lässt sich für jeden Geschmack speziell zubereiten und ist daher auch problemlos in die westliche Küche zu integrieren.

Tofu ist geschmacksneutral und vielseitig einsetzbar. Daher kann er für viele Gerichte eingesetzt werden.

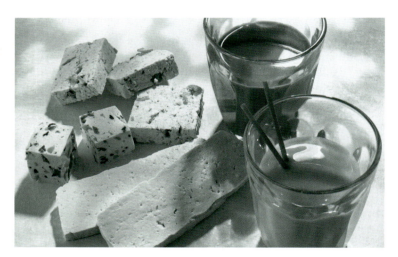

Auf der Suche nach dem ewigen Leben

Die universelle Suche nach der Formel für das ewige Leben endete in China mit der Entdeckung einer nahrhaften Kostbarkeit ...

Im Jahre 200 v. Chr. setzte ein rebellischer Fürst der Taoisten in der Provinz Anhui alles daran, die Substanz für das ewige Leben zu entdecken. Lebensgefährliche Versuche mit Gold, Zinnober und Quecksilber führten immer wieder zu Fehlschlägen.

Entmutigt suchten die Alchimisten die Lösung in einer Mischung aus zerstampften Sojabohnen, Kalziumsulfat (Gips) und wässriger Salzlauge. Erstaunt hielten sie nach einiger Zeit eine milchig-graue Masse in den Händen. Und siehe da – sie konnten sie probieren, ohne dass jemand starb. Das war die Geburtsstunde von Tofu.

Die chinesische Medizin hat das Gesundheitspotenzial von Tofu lange geschätzt und es als Heilmittel eingesetzt. Erst nach und nach entwickelte sich Tofu dann in ganz Asien zu einem Grundnahrungsmittel. Fast 2200 Jahre hat es gedauert, bis klar wurde, wie nahe der Tofu-Gott Fürst von Huainan seinem Ziel eigentlich gekommen war. Heute wissen wir um die Bedeutung von Soja & Co. – dem Elixier für ein langes und vor allem gesundes Leben!

Natto und Sufu. Ähnlich wie Tofu sind Natto und Sufu Produkte aus fermentiertem Soja. Diese käseähnlichen Sojaprodukte sind wesentlich würziger als Tofu und werden in den asiatischen Ländern vorzugsweise als Beilage gegessen. Natto findet man hauptsächlich in Japan, während Sufu eher in China gegessen wird. Besonders reich an Phytoöstrogenen sind Natto und Sufu aus fermentierten Sojabohnen, da der Proteingehalt höher ist.

Ausgangsprodukt für die Herstellung von Natto und Sufu sind Soja oder Tofu.

Tempeh. Auch in Indonesien ist Soja ein wichtiges Nahrungsmittel. Anders als in Japan oder China wird Soja hier mithilfe von Schimmelpilz-Kulturen zum Reifen gebracht, woraus Tempeh entsteht – eine schnittfeste, würzige Sojabohnenmasse. Die Schimmelpilze verleihen diesem Produkt eine pikante Note, die dem von Schimmelpilz-Käse vergleichbar ist. Tempeh wird wie Fleisch zubereitet und verzehrt. Der Reifeprozess der eingeweichten und gekochten Sojabohnen steigert den Gehalt an B-Vitaminen und Nikotinsäure und macht Tempeh dadurch besonders wertvoll. Frischer Tempeh ist nur kurz haltbar. In Asia- oder Naturkostläden bekommt man ihn meistens getrocknet oder pasteurisiert.

Wie versorge ich mich mit Phytoöstrogenen?

■ Sojasauce & Miso

Sojasauce ist das, was den meisten von uns einfällt, wenn die Sprache auf Soja kommt. Sie stammt aus Japan, China und den Philippinen. Die Basis bilden fermentierte Sojabohnen, Weizen oder Reis und Salz. Asialäden bieten eine große Auswahl an Sojasaucen, die sich nicht nur im Aussehen und Preis, sondern auch in der Herstellung und im Geschmack unterscheiden. Der Protein- und damit auch Phytoöstrogengehalt in Sojasaucen ist ziemlich niedrig, da die Sojabohnen nach der Fermentation entfernt werden. Sojasaucen sind dennoch eine interessante Ergänzung zu herkömmlichen Würzmitteln.

- **Shoyu** ist eine Sauce aus eingeweichten, gekochten Sojabohnen und gerösteten, geschroteten Weizenkörnern, die mit einer Schimmelpilzkultur (Koji) vermischt wird. Zusätze (Salzwasser, Hefen und Milchsäurebakterien) unterstützen die Schimmelpilze bei der Fermentation. Nach mehreren Monaten entsteht so ein besonders leicht verdauliches Produkt mit dem typischen Aroma.
- **Tamari** ist eine besonders würzige, getreidefreie Sojasauce, die ursprünglich als Nebenprodukt der Misoherstellung anfiel. Durch die mehrjährige Fermentation von Soja ist sie sehr geschmacksintensiv.
- **Miso** wird hauptsächlich in der japanischen Küche eingesetzt, wo es als Grundlage für Suppen oder zum Würzen dient. Wie Sojasauce auch wird es aus Sojabohnen, Schimmelpilzen, Hefen und Milchsäurebakterien, denen Reis, Gerste oder Weizen zugesetzt wird, gewonnen. Der Fermentations- und Reifeprozess dauert bis zu zwei Jahren, wodurch es besonders bekömmlich wird. Sein hoher Proteingehalt liefert viele Phytoöstrogene. Man unterscheidet folgende Misosorten:
- **MugiMiso** wird aus Soja und Gerste gewonnen. Der Gerstenanteil mildert den Geschmack, so dass es besonders vielfältig einsetzbar ist.
- **ShiroMiso** erhält durch den Zusatz von Reis einen leicht süßlichen Geschmack. Es wird deshalb vor allem zur milden Geschmacksergänzung zum Würzen eingesetzt.
- **HatchoMiso** ist besonders intensiv im Geschmack. Zur Herstellung werden ausschließlich Sojabohnen verwendet. HatchoMiso eignet sich hauptsächlich zum Würzen von Gerichten mit langer Kochzeit, wie z. B. Hülsenfrüchten.

Lassen Sie sich beim Kauf von Sojasaucen und Miso vom asiatischen Personal beraten.
Die Palette der japanischen Misosorten umfasst mehrere hundert Schattierungen von Geschmack und Farbe. In Asialäden und Naturkostgeschäften erhalten Sie hauptsächlich die beschriebenen Misosorten.

Da die ganze Sojabohne zur Herstellung von Tempeh verwendet wird, ist der Gehalt an Phytoöstrogenen deutlich höher als in Tofu, Natto oder Sufu. Durch seinen eigenwilligen Geschmack ist Tempeh nicht so vielfältig einsetzbar wie Tofu. Vor allem Liebhaber der edel-würzigen Küche schätzen seinen Geschmack.

Entfettete Produkte aus Soja ...

Besondere funktionelle Eigenschaften der Sojabohne machen die entfetteten Extrakte für die Nahrungsmittelindustrie interessant. Hierbei stehen vor allem die Proteine im Vordergrund, die durch unterschiedliche Extraktionsverfahren aus der geschälten, flockierten und getrockneten Sojabohne (den so genannten White Flakes) gewonnen werden. Man unterscheidet die Extraktionsprodukte in Proteinkonzentrate und Proteinisolate.

Sojahydrolysate. Sojahydrolysat zählt zu der Gruppe der Proteinisolate. Verantwortlich für den Abbau sind Enzyme. Es wird in der Lebensmittelindustrie vor allem in luftig aufgeschlagenen Produkten für die Lockerheit und Standhaftigkeit dieser Produkte eingesetzt. Eine andere Gruppe der Hydrolysate bilden die mittels Säure denaturierten Sojaproteine. Diese finden hauptsächlich als Würzmittel Einsatz in der Lebensmittelindustrie.

Sojakonzentrate/Sojamehle. Zur Gruppe der Proteinkonzentrate zählen die Sojakonzentrate und die entfetteten Sojamehle sowie die texturierten Sojamehle. Durch die Vermahlung der White Flakes erhält man einfaches, enzymaktives und entfettetes Sojamehl. Trennt man mittels Wasser, Säure und Hitze die Proteine aus dem entfetteten Sojamehl, erhält man so genanntes texturiertes Sojamehl, ein pflanzliches Proteinkonzentrat.

Sojaprodukte mit einem noch höheren Proteingehalt erhält man durch eine Alkoholwäsche mit anschließender Ausfällung der Proteine. Der Alkohol denaturiert die Proteine im Soja und löst alle weiteren alkohollöslichen Substanzen aus der Sojabohne. Es entsteht ein 70-prozentiges Proteinkonzentrat. Dieses wird in Wasser gelöst, ausgefällt und getrocknet. Das entstandene Sojakonzentrat hat einen Proteingehalt von 90 Prozent.

... und was man daraus machen kann

Proteinisolate und Proteinkonzentrate finden vielfältigen Einsatz in der Lebensmittelindustrie. Die positiven funktionellen Eigenschaften von Sojaprotein macht man sich vor allem für die sensorische Qualität von Lebensmitteln zu Nutze. Sie beein-

Wie versorge ich mich mit Phytoöstrogenen?

flussen insbesondere das Aussehen und die Textur der Lebensmittel. Geschmacklich haben sie keinen Einfluss.

Proteinkonzentrate werden hauptsächlich zur Herstellung von Backwaren, Suppen, Saucen, Mayonnaisen, Fleischprodukten, Süßwaren und Überzugsmassen eingesetzt. Der endgültige Gehalt an Sojaproteinen im fertigen Lebensmittel ist jedoch so gering, dass sie zur Deckung des Phytoöstrogenbedarfs keine Rolle spielen.

Im Sinne der gesunden Ernährung mit Sojaprodukten reichern immer mehr Hersteller ihre Lebensmittel bewusst mit Sojaproteinen an, um eine Deckung des Phytoöstrogenbedarfs zu erleichtern.

Sojakonzentrate und -isolate werden aber auch direkt zur Herstellung von Sojaprodukten eingesetzt.

Sojawürstchen. Vor allem für Vegetarier stellen diese Sojaprodukte aus Proteinkonzentraten einen wertvollen Fleischersatz dar. Sojawürstchen werden hauptsächlich aus Sojamehl oder Tofu hergestellt, denen Fette, Wasser, bindende Stoffe und Gewürze zugeführt werden. Oft finden auch Proteinkonzentrate Einsatz bei der Herstellung von Sojawurst. Sojawürste können wie herkömmliche Würstchen gekocht, gebraten oder als Brotbelag verzehrt werden. Durch den Einsatz von Gewürzen unterscheiden sich Sojawürstchen wenig von normalen Wurstprodukten.

Sojawürstchen mit Proteinkonzentrat-Anteilen sind besonders reich an Proteinen und somit auch reich an Phytoöstrogenen.

TVP. TVP ist die Abkürzung für texturiertes vegetabiles (pflanzliches) Protein. TVP wird aus Soja gewonnen und gelangt als texturiertes Sojamehl in die Lebensmittelindustrie. Die isolierten Sojaproteine werden zu Fasern geformt, versponnen, gewürzt und als getrockneter Fleischersatz in Naturkostläden verkauft. Oft findet man sie bereits verarbeitet in Lebensmitteln mit Fleischersatz wie z. B. Spaghettisauce. Durch die Verarbeitung des Sojaproteins ist der Gehalt an Phytoöstrogenen besonders hoch.

Sojaprodukte – Wunderkinder aus dem Supermarkt

Die Vielfalt an Sojaprodukten ist groß. In jedem dieser Produkte steckt ein beachtliches Gesundheitspotenzial – sowohl im Sinne gesunder Ernährung als auch in medizinischer Hinsicht. Gerade das wachsende Interesse an den östrogenähnlichen Pflanzenstoffen hat Wissenschaftler dazu bewogen, Soja und Sojaprodukte genauer zu analysieren. Verschiedene Studien haben sich mit dem Phytoöstrogengehalt, insbesondere dem Isoflavongehalt in Soja und seinen Produkten, beschäftigt.

Der Isoflavongehalt in Soja und Sojaprodukten

Der Isoflavongehalt in Soja und Sojaprodukten wurde in vielen verschiedenen Studien gemessen. Die hier genannten Isoflavonmengen beziehen sich auf die asiatischen Originalprodukte, die Mengenangaben zeigen das Gesamtgewicht aller Isoflavonformen an. Auch für Soja und Sojaprodukte lässt sich bezüglich des Gehaltes an Phytoöstrogenen der Grundsatz der vollwertigen Ernährung anwenden. Je mehr von der ganzen Sojabohne verzehrt und/oder verarbeitet wird, desto höher ist der Gehalt an positiven Wirkstoffen. Der Gehalt an Phytoöstrogenen in Sojaprodukten ist abhängig von dem Proteingehalt. Je mehr konzentriertes Sojaprotein also in einem Lebensmittel enthalten ist, desto

Soja beinhaltet vor allem zwei Formen der Isoflavone – das Genistein und das Daidzein.

Diagramm 1: Gehalt an Isoflavonen in Sojaprodukten (in µg/100 g) (nach Kenneth DR Setchell 1998)

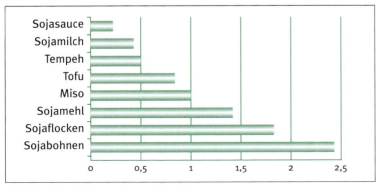

höher wird auch der Gehalt an Isoflavonen sein. Durch diese Tatsache wird deutlich, dass z. B. Sojamilch und die daraus hergestellten Produkte wie Tofu und Natto oder Sufu weniger Isoflavone enthalten als Produkte aus der ganzen Sojabohne wie z. B. Miso.

Da sich offizielle Angaben über den Isoflavongehalt in Sojaprodukten für den Verbraucher noch nicht durchgesetzt haben, ist es durchaus eine gute Hilfe, wenn man sich als Verbraucher in der Vielfalt der Sojaprodukte und ihrer Herstellung auskennt. Das Schaubild zeigt den gesamten Isoflavongehalt einiger original asiatischer Sojaprodukte. Für Sie als Verbraucher sind genauere Angaben eher verwirrend als notwendig, eine Orientierung im Dschungel der Sojavielfalt aber sicherlich sinnvoll.

Phytoöstrogene in der westlichen Küche

Soja ist unbestritten die Nummer Eins unter den Phytoöstrogenlieferanten. Sein hoher Gehalt an diesen pflanzlichen Hormonen macht es auch für uns Europäer möglich, eine ausreichende Menge davon zu uns nehmen zu können, ohne sich vollständig der asiatischen Ernährungsweise zu verschreiben. Dennoch gibt es Alternativen und Ergänzungen zu Soja. Einige pflanzliche Nahrungsmittel, die ebenfalls Phytoöstrogene liefern, sollen im Folgenden kurz vorgestellt werden.

Die schwäbische Antwort auf Soja

Bringen Sie in Zukunft einfach ein- bis zweimal die Woche Hülsenfrüchte auf den Tisch – für eine Extraportion Phytoöstrogene.

Isoflavone finden sich neben Soja auch noch in Flachssamen, Linsen und in der Knolle der Amerikanischen Erdnuss. Spuren von Isoflavonen wurden auch in Erbsen und Bohnen, sowie in Kuhmilch und Bier nachgewiesen. Wahrscheinlich sind diese Mengen aber so gering, dass diese Lebensmittel nicht als wirkliche Alternativen zu Soja in Frage kommen.

Linsen hingegen können durchaus als echte Alternative betrachtet werden. Neben den wertvollen Isoflavonen haben diese Hülsenfrüchte auch noch beachtliche Mengen an Lignanen zu bieten – eine Kombination, die eine komplette Versorgung mit allen Phytoöstrogenen möglich macht.

Denn Phytoöstrogene sind nicht nur Isoflavone

Neben den Linsen sind als Lignanlieferanten Flachssamen, Leinsamen, Haferflocken, Knoblauch und Spargel erwähnenswert. Obgleich auch in der Fachliteratur die Bedeutung der Isoflavone oft im Vordergrund steht, sollte die mögliche positive Wirkung der Lignane gerade im medizinischen Präventionsbereich nicht vergessen werden. Sicherlich ist es mit den europäischen Ernährungsgewohnheiten einfacher, eine ausreichende Versorgung mit Lignanen zu erreichen als mit Isoflavonen. Sojabohnen enthalten nämlich nur knapp die Hälfte an Lignanen im Vergleich zu Linsen. Viele hier erhältliche Sojaprodukte sind mit besonders lignanehaltigen Nahrungsmitteln ergänzt.

Linsen gibt es in unterschiedlichen Größen und Farben, je kleiner eine Linse, desto besser ihr Geschmack, je heller, desto jünger ist sie.

■ Hülsenfrüchte – Vergessene Geschenke der Natur

Was zu Omas Zeiten noch beinahe täglich auf den Teller kam, wird heute im Zeitalter von Fast Food und Haute Cuisine immer mehr vergessen – Hülsenfrüchte. Allenfalls Erbsen und Bohnen werden aus der breiten Palette heimischer Hülsenfrüchte noch regelmäßig verzehrt. Und das obwohl Hülsenfrüchte – zu denen auch die Sojabohne zählt – wahre Alleskönner in Sachen gesunder Ernährung sind. Neben wertvollen Proteinen, komplexen Kohlenhydraten, Ballaststoffen und reichhaltigen Vitamin- und Mineralstoffkomplexen haben sie auch bioaktive Pflanzenstoffe zu bieten – unter anderem auch Phytoöstrogene.

Botanisch werden die Hülsenfrüchte in drei Pflanzenarten unterschieden:

- die wickenartigen (Erbsen, Kichererbsen, Ackerbohnen, Linsen),
- die bohnenartigen (Gartenbohnen, Mungobohnen, Feuerbohnen, Erdnüsse, Sojabohnen) und
- die ginsterartigen (gelbe und weiße Süßlupinen).

Mit zwölf verschiedenen Arten ist die Bohne die vielfältigste Hülsenfrucht. Geschmacklich haben die Bohnen interessante Variationen zu bieten, in ihren küchentechnischen Eigenschaften sind sie sich jedoch sehr ähnlich. Bohnen können hervorragend zu Eintöpfen verarbeitet werden, sie schmecken jedoch auch in Salaten oder als Püree.

Erbsen sind die beliebteste und bekannteste Hülsenfrucht, ihre Artenvielfalt ist eher begrenzt. Geschmacklich unterscheiden sich die Erbsen kaum voneinander, ihre Unterschiede liegen eher in ihrer Größe und damit in den optischen Ansprüchen begründet. Sie werden meistens als Gemüsebeilage verzehrt, lassen sich aber auch gut zu Eintöpfen, Salaten oder Pürees verarbeiten.

Die Kombination der östlichen mit der westlichen Küche erscheint vor diesem Hintergrund geradezu ideal. Dadurch, dass viele Sojaprodukte nahezu geschmacksneutral sind, lässt sich Soja fast unauffällig in die westliche Geschmackswelt integrieren. Doch Liebhaber der östlichen Küche wissen, dass die indische, chinesische oder thailändische Küche auch für den westlichen Gaumen durchaus reizvoll sein kann. In unserem Rezeptteil am Ende des Buches wollen wir Ihnen neben traditionell östlichen Gerichten auch schmackhafte Kombinationen der westlichen und östlichen Ernährungstradition vorstellen.

Phytoöstrogene in nicht essbaren Pflanzen

Die Entdeckung der Phytoöstrogene und vor allem erste wissenschaftliche Forschungsergebnisse über ihr medizinisches Potenzial scheinen ganz neue Horizonte vor allem in der vorbeugenden Medizin zu eröffnen. Doch eigentlich sind diese „neuesten" wissenschaftlichen Erkenntnisse gar nicht so neu. Neu ist nur, dass das Kind jetzt einen wissenschaftlich anerkannten Namen trägt – Phytoöstrogene.

Die Medizinmänner der Indianer wussten es

Eine Arzneipflanze der nordamerikanischen Ureinwohner ist die Traubensilberkerze, eine nicht essbare Pflanze aus der Familie der Hahnenfußgewächse. Der medizinisch wirkende Pflanzenstoff der Traubensilberkerze, der in den überlieferten Schriften der Angloamerikaner natürlich noch nicht als Phytoöstrogen bezeichnet wurde, fand und findet noch heute Einsatz als Substanz in pflanzlichen und homöopathischen Mitteln zur Regulierung von Wechseljahrsbeschwerden. 18 solcher Präparate gibt es allein in Deutschlands Apotheken zu kaufen. Auch in der japanischen und chinesischen Naturheilkunde – der so genannten Kampo-Medizin – werden Wirkstoffe der Traubensilberkerze eingesetzt. Streng genommen haben die Entdeckung und der Einsatz der hormonartigen Pflanzenstoffe schon lange vor unserem Zeitalter stattgefunden. Neu ist sicherlich die fundierte Erkenntnis, dass man nicht unbedingt auf die Medikamente indianischer Medizinmänner zurückgreifen muss, um pflanzliche Hormone zu konsumieren, sondern dass dies auch über schmackhafte Nahrungsmittel möglich ist.

Was wir von Neuseelands Schafen gelernt haben

Auf die wirkliche Existenz von hormonartigen Pflanzenstoffen sind die Wissenschaftler aber nicht durch lange überliefertes indianisches Wissen aufmerksam geworden. Die Naturheilkunde unterliegt dazu viel zu stark der wissenschaftlichen Skepsis. Es waren vielmehr neuseeländische Schafe, durch die Tiermediziner diese bedeutsamen Pflanzenstoffe entdeckt haben.

Auf Neuseelands Weiden wächst nämlich eine Kleesorte, der „Rote Klee". Die Schafe haben beim Weiden reichlich davon verzehrt, was zur Folge hatte, dass die weiblichen Tiere unter ihnen plötzlich unfruchtbar wurden. Tiermediziner und Wissenschaftler haben sich mit diesem Problem beschäftigt und sind dem Täter auf die Spur gekommen: Roter Klee ist die Pflanze mit dem wahrscheinlich höchsten Phytoöstrogengehalt. Die großen Mengen Hormone, die die Tiere beim Weiden nun unerwünscht zusätzlich aufgenommen haben, hatten die Unfruchtbarkeit zur Folge. Der direkte Zusammenhang zwischen den Phytoöstrogenen und dem Hormonhaushalt der Schafe lag klar auf der Hand. Obgleich die Indianer wohl mehr instinktiv über ähnliches Wissen verfügten, gab es für die Wissenschaftler nun konkrete, nachvollziehbare Beweise für die hormonelle Wirkung pflanzlicher Stoffe. Diese Entdeckung ist für den humanmedizinischen Bereich von unschätzbarem Wert.

In Amerika hat die Pharmaindustrie nach bestätigenden Forschungen sofort reagiert und die Phytoöstrogene aus dem Roten Klee isoliert. Dieser Wirkstoff wird nun als pflanzliches Hormonpräparat verkauft.

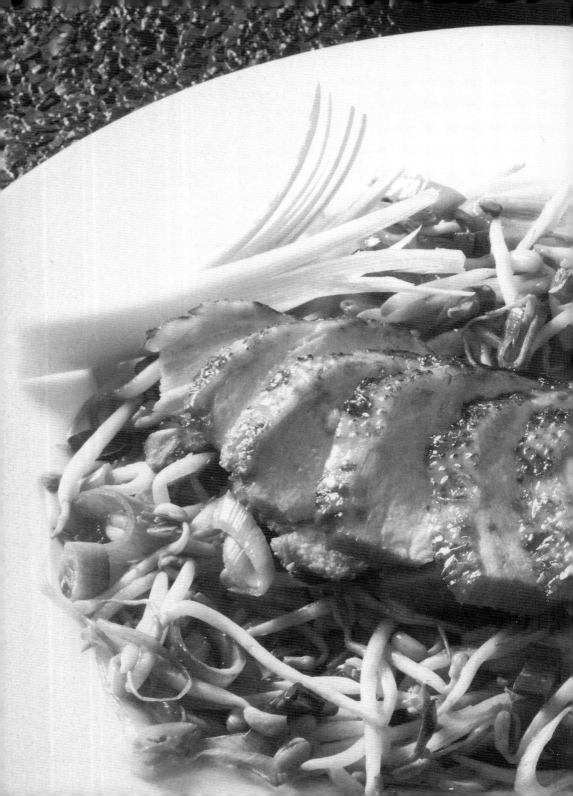

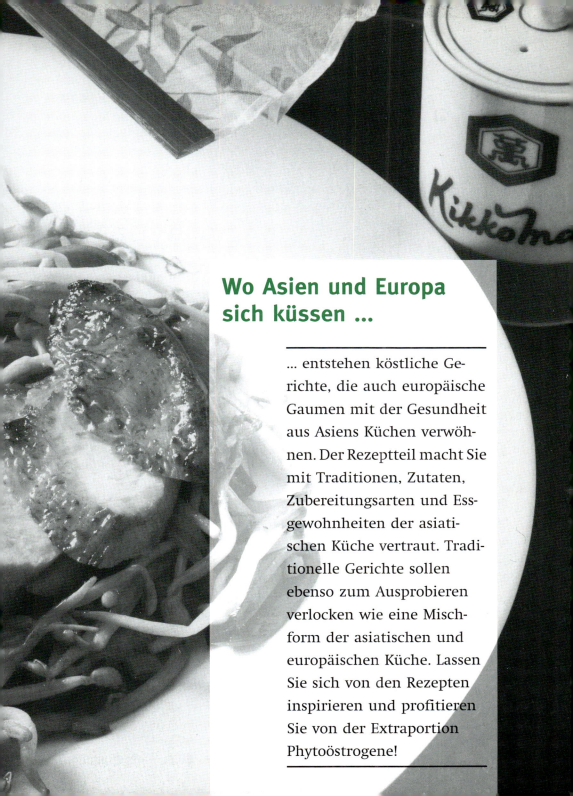

Wo Asien und Europa sich küssen ...

... entstehen köstliche Gerichte, die auch europäische Gaumen mit der Gesundheit aus Asiens Küchen verwöhnen. Der Rezeptteil macht Sie mit Traditionen, Zutaten, Zubereitungsarten und Essgewohnheiten der asiatischen Küche vertraut. Traditionelle Gerichte sollen ebenso zum Ausprobieren verlocken wie eine Mischform der asiatischen und europäischen Küche. Lassen Sie sich von den Rezepten inspirieren und profitieren Sie von der Extraportion Phytoöstrogene!

Westliche Ernährung und östliches Essen

Die asiatische Küche gilt als die gesündeste der Welt, denn sie ist reich an Gemüse, arm an Fett und nach neuesten Erkenntnissen auch reich an Phytoöstrogenen – also gesund.

Die wirkliche Gesundheit der morgenländischen Küche ist aber wesentlich komplexer. In Asien ist alles, was mit dem Essen zusammenhängt, ein sinnliches Vergnügen – vom Einkauf bis zum Verzehr der Speisen. In Europa hingegen ist das Essen eine Frage des Verstandes.

Auch bei unseren Rezepten soll es nicht nur um die Nahrungsaufnahme gehen. Machen Sie das Essen zu einem Erlebnis für alle Sinne, essen Sie Freude, Gesundheit und Energie. Guten Appetit!

Asienläden – eine bunte fremde Welt

Asiatisch essen bedeutet mehr, als die Gesundheit mit Stäbchen zu löffeln – es ist traditionell ein allumfassendes, sinnliches Erlebnis.

Vor der Zubereitung der Rezepte kommt der Einkauf. Viele der benötigten Zutaten werden Sie nicht in Ihrem Supermarkt um die Ecke finden. Asiatische Produkte werden zum Teil in Reformhäusern und Bioläden angeboten, die größte Auswahl haben Sie aber in einem Asienladen.

Eine Herausforderung für Augen und Nase

Asienläden sind eine andere Welt. Egal wie detailliert und sorgfältig Sie Ihre Einkaufsliste geschrieben haben, Sie werden sich damit keinesfalls vor der Verwirrung angesichts der fremdartigen Waren schützen können. Aufgestapelte Reissäcke, aufgereihte Konservendosen mit fremdartigen Schriftzeichen, Gerüche von frischem Gemüse, Sojasprossen, Fisch und Räucherstäbchen verwirren Auge und Nase.

Asienläden – eine bunte fremde Welt

■ Tipps für den Einkauf in Asienläden

- **Die Herkunft der Waren:** bestimmen nicht nur den Preis, sondern auch den Geschmack. Traditionell japanische Gerichte sollten Sie auch aus japanischen Lebensmitteln zubereiten, damit der Geschmack nicht völlig anders ausfällt. In unseren Rezepten ist angegeben, aus welcher Region die Zutaten stammen sollten.
- **Die Frische der Waren:** ist nicht immer gewährleistet. Bevorzugen Sie Waren aus der Kühltheke. Fragen Sie auch nach, wie lange die gewünschten Lebensmittel schon dort lagern.
- **Das Sortiment:** orientiert sich immer mehr an westlichem Fast Food. Tütensuppen und Fertiggerichte sollten Sie aber besser meiden, wenn Sie richtig kochen möchten.
- **Die Qualität der Waren:** kann sehr unterschiedlich sein. Lebensmittel aus Asien durchlaufen nur die einfachsten Hygienebestimmungen. Manche Produkte können stark mit Pestiziden belastet sein. Greifen Sie bei Tee und getrockneten Gewürzen auf die Angebote in den Bioläden zurück, da diese aus kontrolliertem Anbau stammen. Konserven aus Asien sollte man nicht kaufen, da die Konservendosen oft nur aus unbeschichtetem Blech gefertigt sind.
- **Die Auswahl der Menge:** sollte immer möglichst klein sein. Kaufen Sie lieber öfter ein. Viele asiatische Verpackungen sind schlecht, so dass die Waren nicht lange frisch bleiben und schnell verderben können. Kaufen Sie also möglichst die kleinste verfügbare Menge.

Für die Suche nach den benötigten Lebensmitteln brauchen Sie Zeit. Die Etiketten der Waren sind in asiatischer Schrift, erst bei genauerem Hinsehen finden Sie kleine englische Übersetzungen. Sie werden Sojamilch, Tofu, Sojasoßen und Hülsenfrüchte und Ähnliches aus Japan, China, Indonesien finden, aber auch aus Holland und Belgien. Die Auswahl fällt schwer, alle asiatischen Produkte einer Sorte unterscheiden sich nämlich im Geschmack. Fragen Sie das asiatische Verkaufspersonal; es wird Ihnen Auskunft geben können. Doch Vorsicht: Die Geschmäcker sind verschieden. Die angebliche milde Currypaste kann ein wahres Feuer auf Ihrer Zunge entfachen.

Lassen Sie sich im Asienladen genau über die Herkunft der Waren aufklären.

Wo Asien und Europa sich küssen ...

Eine kleine asiatische Warenkunde

Über Soja und Sojaprodukte wissen Sie ja schon eine Menge. Die fernöstliche Küche bietet aber weitaus mehr Spezialitäten und Produkte. Diese Warenkunde soll Ihnen helfen, sich leichter in den Rezepten und in traditionellen Zutaten zurechtzufinden. Vor allem aber möchten wir Ihnen Appetit auf die fremdartige Vielfalt von Obst, Gemüse, Gewürzen und Getränken machen.

- **Azuki.** Eine Form der roten Bohne. Azuki ist ein Konservenprodukt, die roten Bohnen sind gesüßt.
- **Bambus.** Zarte, junge Sprossen mit rotbräunlicher Färbung werden als Bambus bezeichnet. Diese schnell wachsende Sprossenart gibt es als Frühlings-, Sommer- und Wintersprosse, wobei die Wintersprosse als zarteste und nahrhafteste gilt. Die Heilwirkung der Bambussprosse ist bei den Chinesen schon lange geschätzt, vor allem bei hohem Blutdruck, Entzündungen und Darmträgheit. Bambus wird gegart in Gemüsepfannen serviert.
- **Grüner Tee.** Ein Hauptgetränk in Asien ist grüner Tee. Seine anregende und gesundheitsfördernde Wirkung machen sich die Asiaten schon lange zunutze. Grünen Tee gibt es in verschiedenen Sorten und Ausmahlungsgraden. Grober, feiner und gemahlener Tee finden in Asien sowohl als Getränk als auch als Geschmacksverstärker und Appetitanreger in der Küche Verwendung. Übrigens wird grüner Tee in Asien auch als kosmetisches Produkt verwendet, z. B. als hautklärendes, reinigendes und erfrischendes Gesichtswasser.
- **Lotussamen oder Lotuswurzel.** Die Lotuspflanze ist eine Seerosenart, die in Asien als heilig verehrt wird. Sie hat einen milden, leicht süßlichen Geschmack. Lotuswurzeln werden als vegetarisches Gericht, in Suppen oder in Süßspeisen verarbeitet. In Deutschland bekommt man die Lotuswurzeln nur als Konserven oder in getrockneten Scheiben. Lotussamen gibt es nur getrocknet, sie werden als Dekoration für Gerichte verwendet. Der leicht bittere Geschmack ist nicht jedermanns Sache.
- **Pak choi.** Eine Kohlart, die dem Chinakohl und dem Stilmangold verwandt ist. Geschmacklich ist der Pak choi, auch chinesischer Senfkohl genannt, etwas feiner als Chinakohl. Man kann ihn roh als Salat verzehren, besser schmeckt er aber leicht gedünstet als Gemüsebeilage.

Der Rezepteteil

Auf der Seite 104 beginnt unser Rezepteteil. Darin finden Sie eine Auswahl verschiedener Gerichte, die alle eines gemeinsam haben: Sie verbinden den Geschmack von Europa und Asien zu aufregenden Kompositionen und liefern viele wertvolle Phytoöstrogene.

Darüber hinaus garantieren die frischen Zutaten eine zusätzliche Versorgung mit vielen lebenswichtigen Nährstoffen wie Vitaminen und Mineralstoffen.

In den Rezepten finden Sie Angaben, für wie viele Personen die Zutatenmengen berechnet sind. Außerdem sehen Sie auf einen Blick, wie viele Phytoöstrogene in den Gerichten enthalten sind. Unsere Tipps geben Ihnen Anregungen, wie Sie das eine oder andere Rezept noch variieren können oder was es zu beachten gibt. Probieren Sie doch gleich einmal eines der Rezepte aus; sie sind alle leicht und schnell zubereitet.

Genießen Sie die interessanten Geschmacksvariationen, profitieren Sie von der Schutzfunktion der Phytoöstrogene – und die Wechseljahre haben einiges von ihrem Schrecken verloren!

Süßer Sojabohnenquark
Ein kalziumreicher Start in den Tag

Zutaten
Für eine Portion

100 g Tofu
1 Banane
½ EL Honig
1 TL Zitronen- oder Orangensaft

Pro Portion
97 kcal

50 mg Phytoöstrogene

Zubereitung

▶ Den Tofu in Würfel schneiden. Die Banane schälen und in Stücke brechen. Alle Zutaten in einen Mixer oder in eine hohe Schüssel geben.
▶ Die Zutaten so lange auf höchster Stufe im Mixer pürieren, bis eine cremige Masse entstanden ist.
▶ Der süße Sojaquark schmeckt gut als Brotaufstrich.

Tipps

▶ *Variieren Sie das Obst je nach Saison.*
▶ *Fügen Sie dem Sojaquark Milch, Sojamilch oder Fruchtsaft hinzu, dann wird die Masse flüssiger, so dass Sie sie auch als Joghurtersatz oder als Zutat für Ihr Müsli verwenden können.*
▶ *Tofu gibt es auch als cremige Substanz im Asienladen zu kaufen. Sie können dann die Zutaten einfach unterrühren – fertig ist der Sojaquark fürs Brot.*
▶ *Schmeckt Ihnen der Sojaquark zu stark nach Bohne, wählen Sie sehr geschmacksintensive Früchte. Sie können auch die Hälfte des Tofu durch normalen Quark ersetzen.*
▶ *Gewürze wie Vanille oder Zimt mildern den Geschmack ebenfalls etwas ab.*

Frischkornmüsli mit Soja
Ballaststoffreich und fruchtig

Zutaten
Für eine Portion

2 EL	ganze Getreidekörner (Weizen, Roggen, Gerste, Hafer, Hirse)
1 EL	Sojaflocken
1	Apfel
1 TL	Honig
1 EL	Zitronensaft
1 EL	Sahne

Zubereitung

▶ Die Getreidekörner mit Wasser bedecken und 12 Stunden oder über Nacht quellen lassen.
▶ Die Sojaflocken zu den eingeweichten Körnern hinzufügen. Den Apfel waschen, reiben oder klein schneiden und hinzufügen.
▶ Das Müsli mit Honig, Zitronensaft und Sahne abschmecken.

Pro Portion
180 kcal

20 mg Phytoöstrogene

Tipps

▶ *Kaufen Sie ganze Körner aus kontrolliertem Anbau im Bioladen. Lagern Sie Körner immer kühl, dunkel und trocken. Regelmäßiges Schütteln der Aufbewahrungsgefäße verhindert einen Befall durch Schädlinge.*
▶ *Variieren Sie die Getreidekörner, mischen Sie sie ganz nach Ihrem persönlichen Geschmack und fügen Sie frisches Obst der Saison zu dem Müsli.*
▶ *Sie können die Körner auch vor dem Einweichen in einer Kornmühle oder Kaffeemühle grob schroten. Wichtig ist, dass Sie die Körner immer frisch schroten, sonst gehen wichtige Inhaltsstoffe verloren.*

Der Rezepteteil

Gemüsebrühe
Grundlage für Suppen, Eintöpfe & Saucen

Zutaten
Für 1 l Brühe

1	Zwiebel
1	Knoblauchzehe
1	frische Ingwerwurzel
30 g	Knollensellerie
1	Möhre
1	Frühlingszwiebel
1	Stange Lauch
1 EL	Sojaöl
5	Pfefferkörner
1 TL	Jodsalz

Zubereitung

▶ Zwiebel, Knoblauch, Ingwer, Sellerie, Möhre, Frühlingszwiebel und Lauch putzen, waschen und in kleine Stücke bzw. Würfel schneiden.

▶ Das Sojaöl erhitzen und das vorbereitete Gemüse darin bei mittlerer Hitze leicht anbraten.

▶ Mit 1 Liter Wasser aufgießen, Pfefferkörner und Salz hinzufügen und die Gemüsebrühe 30 Minuten bei schwacher Hitze kochen lassen.

▶ Die Brühe durch ein Sieb gießen, das aufgefangene Gemüse wegwerfen.

Tipps

▶ *Die Gemüsebrühe können Sie auf Vorrat kochen und portionsweise einfrieren.*

▶ *Zu der Gemüsebrühe passen Nudeln, Reis und alle Sorten Gemüse. Garen Sie die Zutaten in der fertigen Gemüsebrühe und servieren Sie sie als Vorspeise oder als leichtes Hauptgericht.*

▶ *Sie können die Gemüsebrühe als Grundlage für Eintöpfe und Soßen verwenden.*

▶ *Aus der Gemüsebrühe wird eine herzhafte Hühnerbrühe, wenn Sie 1 kleines, gut gewaschenes Suppenhuhn in der Brühe mitgaren. Die Garzeit verlängert sich dann auf 1½ Stunden. Heben Sie den Schaum von der fertigen Brühe ab.*

Eintopf mit roten Linsen und Tofu
Reich an sekundären Pflanzenstoffen

Zutaten
Für 2 Portionen

200 g rote Linsen
1 Zwiebel
1 Knoblauchzehe
1 Stange Lauch
2 Möhren
100 g Tofu
1 EL Sojaöl
2 EL Tomatenmark
½ TL Currypulver oder asiatische Currypaste
½ TL Paprikapulver edelsüß
1 Prise Kreuzkümmel gemahlen
½ TL Jodsalz
500 ml Gemüsebrühe (s. Rezept Seite 106)
1 EL Sojagranulat

Zubereitung

▶ Die roten Linsen kalt abbrausen, verlesen und 2 Stunden einweichen.
▶ Zwiebel, Knoblauch, Lauch und Möhren putzen, waschen und klein schneiden. Den Tofu in kleine Würfel schneiden.
▶ Das Sojaöl erhitzen und das Gemüse mit den Gewürzen und den Tofuwürfeln leicht darin anbraten.
▶ Das Gemüse mit der Gemüsebrühe ablöschen. Die eingeweichten Linsen ohne das Einweichwasser hinzufügen, aufkochen lassen und 35 Minuten bei leichter Hitze garen.
▶ Vor dem Servieren das Sojagranulat in den Eintopf streuen.

Pro Portion
497 kcal

35 mg Phytoöstrogene

Tipps

▶ Verfeinern Sie den Eintopf mit frischen gehackten Kräutern wie Petersilie, Basilikum oder Kresse.
▶ Eintöpfe lassen sich gut einen Tag vorher zubereiten. Aufgewärmt entfalten sie ihr Aroma besonders gut.
▶ Anstelle der roten Linsen können Sie auch jede andere Linsensorte oder z. B. rote Bohnen verwenden.
▶ Geröstete Sonnenblumenkerne verleihen dem Eintopf eine leicht nussige und knackige Note.

Fisch und Lauch in heller Misosuppe
Reich an Omega-3-Fettsäuren

Zutaten
Für 2 Portionen

5 g	Wakame
500 ml	Gemüse- oder Hühnerbrühe (s. Rezept Seite 106)
100 g	rohes Lachsfilet
100 g	rohes Rotbarschfilet
50 g	frisches oder tief gefrorenes Krabbenfleisch
40 g	Lauch
20 g	weißer Rettich
10 g	Ingwerwurzel
½ TL	helle Misopaste
½ EL	Reiswein
1 TL	gehackte Kerbelblättchen

Zubereitung

▶ Wakame mit lauwarmem Wasser bedeckt 20 Minuten einweichen lassen. Eingeweichtes Wakame gut zerkleinern.
▶ Die Gemüsebrühe in einem Topf aufkochen lassen.
▶ Die Fischfilets waschen und in Streifen schneiden. Die rohen Krabben und die Fischfiletstreifen in die kochende Brühe geben. Die Brühe abschäumen.
▶ Miso in einem Schälchen mit etwas Brühe glatt rühren und in die kochende Brühe geben.
▶ Lauch, Rettich und Ingwer putzen, waschen und in dünne Streifen schneiden. Die Gemüsestreifen zusammen mit Wakame in die Brühe geben. Die Brühe mit Reiswein abschmecken und bei schwacher Hitze 5 Minuten ziehen lassen.
▶ Vor dem Servieren die gehackten Kerbelblättchen über die Suppe streuen.

Pro Portion
253 kcal

5 mg Phytoöstrogene

Tipp

▶ Wakame ist eine Algenart und findet in Japans Küche vielfach Verwendung. Das jod- und kalziumhaltige Gemüse kann allen Fischgerichten beigemengt werden.

Bunter Bauernsalat
Reich an Carotinoiden

Zutaten
Für 2 Portionen

je 1	rote u. gelbe Paprikaschote
2	Tomaten
½	Schlangengurke
2	Möhren
1 kl.	Stange Lauch
150 g	Feldsalat
70 g	Sprossen (Weizen, Roggen, Soja oder Alfalfa)
100 g	Tofu
1 EL	Sojaöl
1 EL	Sesamkörner

Dressing

1 kl.	Gemüsezwiebel
1 TL	flüssiger Honig
1 EL	Kräuteressig
1 EL	Sojaöl
	Salz, Pfeffer
1 EL	gehackte Petersilie

Zubereitung

▶ Das Gemüse putzen, waschen und in kleine Stücke schneiden. Den Feldsalat verlesen und gründlich waschen. Die Sprossen zur besseren Bekömmlichkeit kurz mit heißem Wasser übergießen.

▶ Den Tofu in Würfel schneiden und in dem Sojaöl knusprig anbraten.

▶ Für das Dressing die Gemüsezwiebel in kleine Würfel schneiden und mit 100 Milliliter kochendem Wasser übergießen.

▶ Honig, Essig, Öl und die Gewürze dazugeben und das Dressing nochmals abschmecken.

▶ Gemüse, Salat, Tofu und Sprossen in das abgekühlte Dressing geben. Die Sesamkörner darüber geben. Alles kurz vor dem Servieren gut durchmengen.

Pro Portion
199 kcal, 25 mg Phytoöstrogene

Tipps

▶ *Mit Vollkornbrot wird der Salat zu einem vollwertigen Hauptgericht.*
▶ *Wenn Sie Salat und Dressing getrennt servieren, bleibt der Salat länger knackig!*

Der Rezepteteil

Rohkost mit Tofudressing
Reich an Carotinoiden

Zutaten
Für 2 Portionen

125 g	Möhren
125 g	Rettich (mild)
1 kl.	Stange Lauch
1	Frühlingszwiebel
1/4	frische Ananas (oder 1 kl. Dose Ananas)
30 g	Rosinen
50 g	Haselnusskerne

Tofudressing

100 g	Tofu
1 EL	Sahne
1 EL	Sauerrahm
1 TL	Honig
2 EL	Zitronensaft
1 Prise	Ingwerpulver
1 Prise	Korianderpulver

Zubereitung

▶ Das Gemüse putzen und waschen. Möhren und Rettich grob raspeln. Den Lauch und die Frühlingszwiebel in dünne Streifen schneiden.

▶ Die Ananas von der Schale und dem Strunk befreien und das Fruchtfleisch in Stücke schneiden. Die Rosinen kurz in warmem Wasser einweichen und gut abtropfen lassen. Die Haselnusskerne grob hacken.

▶ Für das Dressing den Tofu in Würfel schneiden, mit der Sahne und dem Sauerrahm im Mixer oder mit dem Pürierstab pürieren. Honig, Zitronensaft, Ingwer- und Korianderpulver hinzufügen und abschmecken.

▶ Gemüse, Ananas, Rosinen und die Haselnusskerne mit dem Tofudressing vermengen. Vor dem Servieren einige Minuten durchziehen lassen.

Pro Portion
267 kcal

25 mg Phytoöstrogene

Tipps

▶ *Das Tofudressing eignet sich als Ersatz für alle Joghurtdressings und kann nach Belieben abgeschmeckt werden.*

▶ *Nehmen Sie etwas weniger Flüssigkeit zum Pürieren des Tofus, erhalten Sie eine Grundlage für Dipps. Mit verschiedenen Kräutern und Gewürzen abgeschmeckt sind diese vielseitig einsetzbar.*

Auberginen-Zucchini-Salat
Reich an Coenzym Q_{10}

Zutaten
Für 2 Portionen

1 kleine	Aubergine
	Salz
1 kleine	Zucchini
1 rote Paprikaschote	
1 Knoblauchzehe	
1 EL Zitronensaft	
10 g Mehl	
2 EL Sojaöl	
2 Tomaten	
100 g Mozzarella	
100 g Tofu	

Dressing

1 EL Zitronensaft	
1 EL trockener Weißwein	
	Pfeffer
	frische Basilikumblätter

Zubereitung

▶ Die Aubergine waschen, den Stielansatz entfernen und das Fruchtfleisch in Scheiben schneiden. Die Auberginenscheiben mit Salz bestreuen und 30 Minuten stehen lassen.

▶ Zucchini und Paprika waschen, putzen und in Würfel schneiden. Die Knoblauchzehe zerdrücken.

▶ Die Auberginenscheiben abtupfen, mit Zitronensaft beträufeln und in dem Mehl wenden. Das Sojaöl in einer Pfanne erhitzen, die Auberginenscheiben darin goldgelb braten, aus der Pfanne nehmen und zum Abkühlen zur Seite stellen. Zucchini, Paprika und Knoblauch etwa 1 Minute andünsten, auskühlen lassen.

▶ Die Tomaten waschen und in Würfel schneiden. Tofu und Mozzarella ebenfalls in kleine Würfel schneiden.

▶ Zitronensaft und Wein mit Salz und Pfeffer abschmecken. Die klein gehackten Basilikumblätter hinzufügen. Das ausgekühlte Gemüse, die Tomaten, den Mozzarella und den Tofu unter das Dressing mengen.

▶ Den Salat mindestens 30 Minuten im Kühlschrank durchziehen lassen.

Pro Portion
276 kcal

25 mg
Phytoöstrogene

Tipp

▶ Zu diesem Salat schmeckt warmes Fladenbrot besonders gut.

Der Rezepteteil

Sommerlicher Fenchelsalat
Fruchtig-frisch und reich an Radikalenfängern

Zutaten
Für 2 Portionen

1	Fenchelknolle
100 g	Stangensellerie
100 g	Knollensellerie
2	Möhren
1	kleine Zucchini
150 g	Erdbeeren
½	Mango
2 EL	Leinsamen

Dressing
1	Banane
2 EL	Orangensaft
2 EL	Zitronensaft
2 TL	Honig
½ EL	Nussöl
	einige Minzeblättchen

Zubereitung

▶ Den Fenchel halbieren, den Strunk herausschneiden, den Fenchel waschen und in feine Streifen schneiden. Sellerie ebenfalls putzen, waschen und in Streifen schneiden. Möhren schälen und grob raspeln. Die Zucchini waschen, halbieren und quer mit der Schale in hauchdünne Scheiben schneiden.

▶ Die Erdbeeren abbrausen, den Blütenansatz entfernen und die Früchte halbieren, große Früchte vierteln. Die Mango schälen, mit einem Messer das Fruchtfleisch vom Kern lösen und in kleine Stücke schneiden.

▶ Für das Dressing die Banane schälen und die Frucht im Mixer pürieren. Den Orangen- und den Zitronensaft mit dem Honig und dem Nussöl zu dem Bananenbrei geben.

▶ Vorbereitetes Gemüse und Obst mit dem Dressing vermengen. Mit Leinsamen bestreuen und mit den Minzeblättchen garnieren.

Pro Portion
204 kcal

10 mg Phytoöstrogene

Tipp

▶ *Dieser Salat ist besonders erfrischend und regt die Verdauung an. Man kann ihn als Vor- oder Nachspeise servieren. Geben Sie das Dressing erst direkt vor dem Servieren über den Salat.*

Winterlicher Rohkostsalat
Klassiker asiatisch angehaucht

Zutaten
Für 2 Portionen

1/2 kleiner Rotkohl (ca. 200 g)	
1 Zwiebel	
2 Äpfel	
1 Orange	
100 g Tofu	
50 g Sprossen	
50 g Haselnusskerne	

Dressing
- 1 EL Nussöl
- 2 EL Weinessig
- 1/2 TL Honig
- 1 TL Dijonsenf
- Salz
- Pfeffer

Zubereitung

▶ Den Rotkohl halbieren und von den äußeren Blättern befreien, den Strunk entfernen. Den gewaschenen Rotkohl sehr fein schneiden oder hobeln.

▶ Die Zwiebel abziehen, in feine Würfel schneiden und mit kochendem Wasser übergießen, das Wasser wieder abgießen.

▶ Die Äpfel waschen, schälen, vom Kerngehäuse befreien und das Fruchtfleisch in Würfel schneiden. Die Orange filetieren.

▶ Den Tofu in kleine Würfel schneiden. Die Sprossen waschen, zur besseren Bekömmlichkeit mit kochendem Wasser übergießen.

▶ Für das Dressing Öl, Essig, Honig und Senf verrühren, mit Salz und Pfeffer abschmecken.

▶ Rotkohl, Zwiebel und Obst gut mit dem Dressing vermengen und mindestens 30 Minuten ziehen lassen.

▶ Vor dem Servieren den Tofu und die gehackten Haselnusskerne über den Salat geben.

Pro Portion
342 kcal

25 mg Phytoöstrogene

Tipp

▶ *Dieser Salat lässt sich gut vorbereiten, da er lange ziehen muss. Ergänzen Sie den Salat mit warmem Kräuterbrot und servieren Sie ihn als ganze Mahlzeit, er ist gut sättigend.*

Italienischer Gemüseauflauf
Reich an Coenzym Q_{10}

Zutaten
Für 2 Portionen

1	kleine Aubergine
1	mittelgroße Zucchini
2	Tomaten
100 g	Tofu
125 g	Mozzarella

Sauce

2 EL	Sojaöl
200 g	gemischtes Hackfleisch
1	Zwiebel
1	Knoblauchzehe
2 EL	Tomatenmark
100 ml	Milch
	Paprikapulver edelsüß
	Thymian
	Salz
	Pfeffer

Zubereitung

▶ Die Aubergine und die Zucchini vom Stielansatz befreien, waschen und in Scheiben schneiden. Die Tomaten gegenüber der Blüte kreuzförmig einritzen und kurz in kochendes Wasser legen. Die Schale von den Tomaten abziehen, die Tomaten würfeln.

▶ Den Tofu in kleine Würfel schneiden, den Mozzarella abtropfen und in dünne Scheiben schneiden.

▶ Aubergine, Zucchini, Tomaten und Tofu in eine gefettete Auflaufform schichten.

▶ Für die Sauce das Sojaöl erhitzen und das Hackfleisch darin kräftig anbraten. Die fein gewürfelte Zwiebel und den zerdrückten Knoblauch dazugeben. Das Tomatenmark hinzufügen und kurz mit anbraten, mit der Milch ablöschen, unter Rühren kurz aufkochen lassen, mit den Gewürzen abschmecken.

▶ Die Sauce über das Gemüse in die Auflaufform geben. Den Mozzarella auf dem Auflauf verteilen, die Form in den Backofen schieben.

▶ Den Auflauf bei 200 °C etwa 20 Minuten im nicht vorgeheizten Backofen backen. Der Auflauf ist fertig, wenn der Mozzarella leicht goldbraun ist. Das Gemüse kann ruhig noch etwas Biss haben. Dazu passen Vollkornnudeln oder -reis.

Pro Portion
300 kcal

25 mg Phytoöstrogene

Spinatgratin mit Krabben und Lachs
Reich an Omega-3-Fettsäuren

Zutaten
Für 2 Portionen

500 g	frischer Blattspinat (oder Tiefkühlware)
½	Zwiebel
1	Knoblauchzehe
200 g	Krabben mit Schale (oder 150 g Krabben ohne Schale)
150 g	Lachsfilet
125 g	Gorgonzola

Sauce

1	Knoblauchzehe
100 g	Gorgonzola
2 EL	trockener Weißwein
100 ml	Fischfond (aus dem Glas)
	Salz
	Pfeffer

Pro Portion
593 kcal

Zubereitung

▶ Frischen Blattspinat gründlich waschen und in fast kochendem Wasser kurz blanchieren. TK-Spinat nach Packungsangabe auftauen.

▶ Zwiebel und Knoblauchzehe würfeln.

▶ Die Krabben von der Schale befreien. Die Krabbenschalen in 200 Milliliter Wasser etwa 15 Minuten auskochen, die Schalen aus dem Fond nehmen und wegwerfen. Wenn Sie keine Krabben mit Schale bekommen, kochen Sie 200 Milliliter Wasser mit Instant-Fischfond auf.

▶ Den Lachs würfeln. Den Gorgonzola in Scheiben schneiden. Spinat, Zwiebel, Knoblauch, Krabben und Lachs mischen und in eine gefettete, mit Knoblauch ausgeriebene Auflaufform geben.

▶ Für die Sauce den Knoblauch pressen und kurz mit wenig Fett andünsten. Den Gorgonzola hinzugeben und unter ständigem Rühren bei schwacher Hitze schmelzen.

▶ Den vorbereiteten Fischfond und den Weißwein hinzufügen. Bei schwacher Hitze etwas einkochen lassen. Die Sauce kräftig abschmecken, da der Spinat fast keinen Eigengeschmack hat.

▶ Die Sauce über das Gemüse und den Fisch in die Auflaufform geben und mit dem Gorgonzola bedecken. Den Auflauf bei 200 °C etwa 15 Minuten gratinieren.

Gratiniertes Fischfilet mit Tofu
Reich an Omega-3-Fettsäuren

Zutaten
Für 2 Portionen

300 g	Rotbarschfilet
1	Zitrone
	Salz
1	Zwiebel
3	Tomaten
100 g	Champignons
100 g	Tofu
2 EL	Pflanzenöl
2 EL	Semmelbrösel
50 g	Butter
100 g	geriebener Emmentaler

Sauce

150 g	Joghurt
2 EL	saure Sahne
1 EL	Sahne
1 EL	Schnittlauch
1 EL	Dill
1 EL	Petersilie
	Pfeffer
	Paprikapulver edelsüß

Zubereitung

▶ Das Fischfilet unter fließendem Wasser abwaschen. Die Zitrone auspressen und den Fisch mit dem Zitronensaft beträufeln, mit Salz bestreuen, stehen lassen.

▶ Die Zwiebel abziehen und in kleine Würfel schneiden. Die Tomaten gegenüber dem Stielansatz kreuzförmig einritzen, kurz in kochendes Wasser legen und dann häuten. Tomaten in Scheiben schneiden.

▶ Champignons putzen und in Scheiben schneiden. Tofu ebenfalls in Scheiben schneiden. Das Öl erhitzen, den Tofu von beiden Seiten anbraten, herausnehmen. Die Champignons andünsten, anschließend abtropfen lassen.

▶ Eine Auflaufform einfetten, den Fisch, die Zwiebelwürfel, den Tofu und die Champignons hineinschichten.

▶ Für die Sauce Joghurt, saure Sahne und Sahne mit den gehackten Kräutern und den Gewürzen verrühren.

▶ Die Sauce über den Fisch und das Gemüse gießen. Semmelbrösel darüber streuen, Butterflocken darauf setzen und Emmentaler darüber streuen. Den Auflauf bei 220 °C 50 Minuten im Backofen dünsten.

Pro Portion
631 kcal, 25 mg Phytoöstrogene

Tipp

▶ *Dazu schmecken gekochte Kartoffeln oder Curryreis ganz hervorragend.*

Gemüselasagne
Variante mit Hülsenfrüchten

Zutaten
Für 2 Portionen

100 g	Linsen
1	Zwiebel
1	Stange Lauch
150 g	Möhren
100 g	Sellerie
1 EL	Pflanzenöl
20 ml	Salzwasser
1 kleine Dose	Gemüsemais
	Salz
	Pfeffer
	Paprikapulver edelsüß
	Currypulver
150 g	Lasagneplatten
200 g	geriebener Gouda

Sauce

100 g	Tofu
150 g	saure Sahne
2	Eier
1 EL	gehackte Petersilie

Zubereitung

▶ Die Linsen am Vortag in kaltem Wasser einweichen. Danach die Linsen abgießen, in 250 Milliliter Wasser aufkochen und etwa 40 Minuten garen.

▶ Die Zwiebel schälen und würfeln. Lauch, Möhren und Sellerie putzen, waschen und klein schneiden. Das Öl in einer Pfanne erhitzen, die Zwiebelwürfel darin glasig dünsten. Das restliche Gemüse dazugeben, kurz anbraten, das Salzwasser hinzufügen und ca. 5 Minuten dünsten.

▶ Den Mais und die Linsen abtropfen lassen, zu dem Gemüse geben. Das Gemüse mit den Gewürzen gut abschmecken.

▶ Für die Sauce den Tofu in Würfel schneiden und mit der sauren Sahne pürieren. Die Eier verquirlen und unter die Tofumasse heben. Die Sauce kräftig würzen.

▶ Abwechselnd Gemüse, Lasagneblätter und die Sauce in eine gefettete Auflaufform schichten. Mit einer Schicht Käse abschließen.

▶ Die Lasagne bei 200 °C im nicht vorgeheizten Backofen ca. 40 Minuten garen lassen. Wenn der Käse goldgelb ist, den Backofen ausschalten, die Lasagne aber noch ca. 15 Minuten ziehen lassen.

Pro Portion
381 kcal, 25 mg Phytoöstrogene

Auberginen-Fleisch-Pfanne
Reich an Carotinoiden und Coenzym Q_{10}

Zutaten
Für 2 Portionen

1	kleine Aubergine
1	rote Paprikaschote
1	kleine Zucchini
1	Zwiebel
2 EL	Sojaöl
50 g	Sesamsamen
200 g	Schweine- oder Hühnerbrustfilet
100 g	Sojasprossen
1 EL	Weißwein
2 EL	Sojasauce
	Salz
	Pfeffer
	Zucker

Pro Portion
227 kcal

Zubereitung

▶ Die Aubergine vom Stielansatz befreien, waschen und würfeln. Paprika und Zucchini putzen, waschen und würfeln. Zwiebel schälen und ebenfalls würfeln.

▶ 1 Esslöffel Sojaöl in einer Pfanne erhitzen, die Aubergine darin ca. 15 Minuten anbraten, bis das Fleisch weich und leicht gebräunt ist. Zwischendurch immer wieder wenden. Das restliche Gemüse hinzugeben, kurz mitbraten. Das Gemüse aus der Pfanne nehmen, warm stellen.

▶ Die Sesamsamen kurz in der Pfanne rösten, zu dem Gemüse geben. Das Fleisch in schmale, fingerdicke Streifen schneiden.

▶ Das restliche Öl in die Pfanne geben und das Fleisch bei starker Hitze anbraten, bis es zu bräunen beginnt. Die Sojasprossen abbrausen und zu dem Fleisch geben.

▶ Wein und Sojasauce zu dem Fleisch geben, mit den Gewürzen abschmecken. Das Gemüse mit den Sesamsamen wieder zu dem Fleisch geben. Alles ca. 10 Minuten unter Rühren ziehen lassen.

Tipp

▶ *Dazu schmecken Reis, Reisnudeln oder Vollkornnudeln besonders gut. Sie können aber auch Fladenbrot damit füllen.*

Hähnchenkeulen chinesischer Art
Feurig-knuspriger Fleischgenuss

Zutaten
Für 2 Portionen

4	frische Hähnchenkeulen
	Salz
	Paprikapulver edelsüß
1	Zwiebel
2	Knoblauchzehen
50 g	Tofu
3 EL	Olivenöl
1	getrocknete Chilischote
2 EL	trockener Rotwein
½ EL	Essig
1 EL	Schmand
½ EL	Honig
	Sojasoße
	Cayennepfeffer
10 g	geröstete Erdnüsse

Zubereitung

▶ Hähnchenkeulen waschen und trockentupfen, mehrfach leicht einschneiden. Die Keulen mit Salz und Paprika einreiben und ca. 10 Minuten ruhen lassen.

▶ Zwiebel und Knoblauch schälen und in kleine Würfel schneiden. Tofu in feine Streifen schneiden.

▶ Das Öl in einer Pfanne erhitzen, die Hähnchenkeulen darin goldgelb braten und aus der Pfanne nehmen. Die Tofustreifen in der Pfanne knusprig anbraten, herausnehmen. Zwiebel- und Knoblauchwürfel dazugeben und glasig dünsten. Die Hähnchenkeulen und den Tofu zusammen mit der Chilischote wieder in die Pfanne geben.

▶ Wein, Essig und Schmand hinzufügen und verrühren. Alles bei schwacher Hitze 20 Minuten schmoren lassen.

▶ Die Hähnchenkeulen herausnehmen und warm stellen. Die Chilischote entfernen. Den Honig in den Fond rühren, alles bei starker Hitze so lange reduzieren, bis die Sauce cremig wird. Mit den Gewürzen abschmecken.

▶ Die Sauce über die Hähnchenkeulen gießen und mit den gerösteten Erdnüssen bestreuen.

Pro Portion
325 kcal

10 mg Phytoöstrogene

Tipp

▶ *Dazu passt körniger Naturreis.*

Der Rezepteteil

Chinesische Tomatensuppe
Deftiger Sattmacher mit Ingwer

Zutaten
Für 2 Portionen

5 g	Ingwerwurzel
10 g	Lauch
100 g	mageres Schweinehackfleisch oder
50 g	Sojagranulat und
50 g	mageres Schweinehackfleisch
	Salz
	Pfeffer
1 EL	Speisestärke
1	Fleischtomate
2 EL	Tomatenmark
250 ml	Hühnerbrühe (s. Rezept Seite 106)
250 ml	Tomatensaft
	Basilikum

Zubereitung

▶ Ingwer und Lauch gut waschen, putzen und in ganz kleine Stücke schneiden.
▶ Das Schweinehackfleisch mit Salz, Pfeffer, Speisestärke und dem klein geschnittenen Lauch und Ingwer mischen.
▶ Die Fleischtomate waschen und in Würfel schneiden, den Stielansatz entfernen.
▶ Das Tomatenmark kurz bei mäßiger Hitze unter ständigem Rühren andünsten, mit der Hühnerbrühe ablöschen.
▶ Den Tomatensaft und die Tomatenwürfel hinzufügen. Bei leichter Hitze aufkochen lassen.
▶ Aus dem Hackfleisch kleine Fleischbällchen formen und in die heiße Suppe geben. Bei schwacher Hitze ungefähr 4 Minuten ziehen lassen.
▶ Basilikum waschen, klein schneiden und vor dem Servieren über die Suppe streuen.

Pro Portion
288 kcal

**10 mg
Phytoöstrogene**

Tipp

▶ *Die Tomatensuppe schmeckt als Vorspeise oder als Hauptgericht. Reichen Sie geröstetes Sojabrot dazu.*

Kartoffel-Fenchel-Gratin
Sommerlich-leichte Gemüsekombination

Zutaten
Für 2 Portionen

2 mittelgroße	Fenchelknollen
300 g	gekochte Kartoffeln (vom Vortag)
100 g	geriebener Parmesankäse
20 g	Butter

Sauce

15 g	Butter
1½ EL	Mehl
200 ml	Milch
	Salz
	Pfeffer
	frisch geriebene Muskatnuss
50 g	geriebener Parmesankäse

Zubereitung

▶ Fenchel halbieren, den Strunk entfernen. Das Grün abschneiden und zur Seite legen. Den Fenchel gut waschen und in kleine Stücke schneiden.

▶ Die gekochten Kartoffeln in Scheiben schneiden und mit dem Fenchel abwechselnd in eine Gratinform schichten. Das Fenchelgrün klein hacken.

▶ Für die Sauce die Butter in einem Topf erhitzen, das Mehl hinzugeben und erhitzen, bis es hellgelb ist. Die Milch nach und nach dazugeben und unter ständigem Rühren aufkochen lassen. Die Sauce darf keine Klumpen haben. Die Sauce mit den Gewürzen, dem Fenchelgrün und dem Parmesankäse abschmecken und 5 Minuten bei schwacher Hitze ziehen lassen.

▶ Die Sauce über das geschichtete Gemüse in die Gratinform geben. Den geriebenen Parmesankäse darüber streuen und die Butter in Flöckchen darauf setzen.

▶ Das Gratin im nicht vorgeheizten Backofen bei etwa 200 °C überbacken, bis es goldgelb ist. Der Fenchel ist dann noch leicht bissfest.

Pro Portion
439 kcal

Tipp

▶ *Das Gratin schmeckt ohne Beilage gut an heißen Sommertagen. Man kann es auch als Beilage zu Fleischgerichten reichen.*

Der Rezepteteil

Zucchiniboote
Reich an Carotinoiden und Flavonoiden

Zutaten
Für 2 Portionen

2 große	Zucchini
2 Tomaten	
1 Zwiebel	
2 Knoblauchzehen	
2 EL Sojaöl	
100 g Tofu	
200 g gemischtes Hackfleisch	
2 EL Tomatenmark	
1 Ei	
50 g geriebenen Parmesankäse	
1 EL gehackte Petersilie	
Salz	
Pfeffer	
Paprikapulver edelsüß	
2 EL Semmelbrösel	

Zubereitung

▶ Zucchini und Tomaten waschen und putzen. Die Zucchini längs halbieren und mit einem Löffel aushöhlen. Die Tomaten gegenüber dem Stielansatz kreuzförmig einritzen und kurz in heißes Wasser legen. Tomaten häuten.

▶ Zucchini- und Tomatenfleisch würfeln. Zwiebel und Knoblauch schälen, hacken.

▶ Das Öl in einer tiefen Pfanne erhitzen. Die Gemüsewürfel zusammen mit der gehackten Zwiebel und dem Knoblauch anbraten. Anschließend aus der Pfanne nehmen. Den Tofu in kleine Würfel schneiden.

▶ Das Hackfleisch zusammen mit dem Tofu unter ständigem Rühren kräftig anbraten. Die Gemüsewürfel hinzufügen. Tomatenmark, Ei und Käse unter die Gemüse-Hackfleischmischung ziehen. Mit Petersilie und den Gewürzen kräftig abschmecken.

▶ Ein Backblech einfetten oder mit Backpapier auslegen. Die Zucchinihälften darauf legen. Die Gemüse-Fleischmasse in die Zucchinihälften füllen, gut festdrücken. Die Semmelbrösel darüber streuen.

▶ Die gefüllten Zucchini auf der mittleren Schiene bei 240 °C ca. 45 Minuten garen.

Pro Portion
476 kcal

25 mg Phytoöstrogene

Tipp

▶ *Zu den Zucchinibooten schmecken körniger Naturreis oder gekochte Kartoffeln.*

Chicorée in Tofuragout
Reich an Carotinoiden

Zutaten
Für 2 Portionen

2 Stauden Chicorée
1 EL Zitronensaft
Salz
1 EL Butter
150 g Tofu
1 EL Sojaöl
1 EL Mehl
4 EL Gemüsebrühe (s. Rezept Seite 106)
4 EL Sahne
1 Prise geriebene Muskatnuss
Salz
weißer Pfeffer
2 Scheiben gekochter Schinken
1 Eigelb
2 EL geriebener Gouda

Pro Portion
396 kcal

35 mg Phytoöstrogene

Zubereitung

▶ Beim Chicorée den bitteren Kern keilförmig ausschneiden. Eine Auflaufform einfetten, den Chicorée hineinlegen, mit Zitronensaft und Salz würzen, Butter in Flöckchen darauf setzen.

▶ Die Auflaufform abdecken und den Chicorée 1 Stunde bei 180 °C im Backofen garen.

▶ Tofu in kleine Würfel schneiden und in dem Sojaöl gut anbraten. Das Mehl über die Tofuwürfel streuen und kurz mit anbraten. Mit der Gemüsebrühe ablöschen und bei mittlerer Hitze unter ständigem Rühren kochen, bis eine sämige, klumpenfreie Sauce entstanden ist. Sahne und Gewürze hinzufügen, abschmecken.

▶ Die gegarten Chicoréestauden halbieren. Je einen halben Chicorée mit dem Tofuragout füllen, die andere Hälfte darauf setzen. Den gefüllten Chicorée in den Schinken einrollen und wieder in die Auflaufform legen.

▶ Das restliche Ragout mit dem Eigelb und dem Käse mischen. Das Ragout über die Chicoréestauden geben und alles im Backofen goldbraun gratinieren.

Tipp

▶ *Dazu passen Salzkartoffeln oder Reis.*

Seezunge im Gemüsebett
Reich an Omega-3-Fettsäuren

Zutaten
Für 2 Portionen

4	*Seezungenfilets*
1 TL	*Zitronensaft*
1	*Stange Lauch*
1	*Stange Staudensellerie*
2	*Schalotten*
2 EL	*Butter*
	Salz
2 EL	*Mehl*
2 EL	*trockener Weißwein*
2 EL	*Sahne*
1 EL	*gehackte Petersilie*
1 EL	*gehackter Dill*

Zubereitung

▶ Die Seezungenfilets waschen, trockentupfen und mit dem Zitronensaft beträufeln. Den Fisch 15 Minuten zugedeckt ziehen lassen.

▶ Den Lauch und den Sellerie putzen, waschen und in feine Streifen schneiden. Die Schalotten schälen und würfeln.

▶ Die Butter in einer Pfanne zerlassen und das Gemüse darin andünsten. Das Gemüse in eine gefettete Auflaufform geben.

▶ Den Fisch salzen, in dem Mehl wenden, das überschüssige Mehl abklopfen. Die bemehlten Fischfilets in der Mitte zusammenklappen und auf das Gemüse legen.

▶ Etwas Weißwein um den Fisch träufeln.

▶ Das Gericht bei 200 °C garen. Alle 5 Minuten die Filets mit Weißwein begießen. Nach 15 Minuten die Sahne über die Filets geben, weitere 10 Minuten garen.

▶ Den garen Fisch mit Petersilie und Dill bestreuen.

Pro Portion
282 kcal

Tipps

▶ *Dazu schmecken Salzkartoffeln oder frisches Weißbrot.*
▶ *Anstelle des Weins können Sie auch Gemüsebrühe verwenden.*

Pochierter Lachs mit Gurkenragout
Reich an Omega-3-Fettsäuren

Zutaten
Für 2 Portionen

| 2 Lachssteaks (je 200 g) |
| 2 EL Weinessig |
| Salz |
| 2 TL Salz |
| $1/8$ l Weißwein |

Gurkenragout

| $1/2$ Salatgurke |
| 1 kleine Zucchini |
| 100 g Tofu |
| 1 EL Butter |
| Salz |
| Pfeffer |
| 1 TL gehackter Dill |

Zubereitung

▶ Die Lachssteaks waschen, trockentupfen, mit dem Essig beträufeln und mit Salz bestreuen.
▶ 250 Milliliter Wasser mit dem Salz und dem Weißwein in einem flachen großen Topf oder in einer hohen Pfanne zum Kochen bringen.
▶ Die Lachssteaks in die heiße Flüssigkeit geben, und 15 Minuten garziehen lassen.
▶ Inzwischen die Gurke und die Zucchini schälen, putzen und in 2 cm große Würfel schneiden. Den Tofu klein würfeln. Die Butter in einer Pfanne zerlassen und das Gemüse mit dem Tofu darin anbraten, bei mittlerer Hitze 15 Minuten schmoren lassen.
▶ Das Gurkenragout salzen und pfeffern, mit dem Dill bestreuen und zu dem pochierten Lachs reichen.

Pro Portion
468 kcal

25 mg Phytoöstrogene

Tipps

▶ *Dazu schmecken Salzkartoffeln und eine Sauce Hollandaise besonders gut.*
▶ *Als Variante können Sie auch frischen blanchierten Blattspinat zu dem pochierten Lachs reichen.*

Der Rezepteteil

Gebackener Zander im Reisbett
Reich an Omega-3-Fettsäuren

Zutaten
Für 2 Portionen

500 g	Zanderfilet (oder 2 frische Forellen)
1 EL	Zitronensaft
1	Zwiebel
2 EL	Sojaöl
100 g	Vollkornreis (oder Langkornreis)
350 ml	Gemüsebrühe (s. Rezept Seite 106)
50 g	Tofu
	Salz, Pfeffer
1 EL	Mehl
1 EL	Paprikapulver edelsüß
1	gelbe Paprikaschote
1	Stange Lauch
1	kleine Zucchini
2 EL	Butter
3 EL	Sahne

Zubereitung

▶ Die Zanderfilets waschen, trockentupfen, mit Zitronensaft beträufeln und stehen lassen. Wenn Sie Forellen verwenden, achten Sie besonders auf das gründliche Waschen.

▶ Die Zwiebel schälen und in Würfel schneiden, den Tofu würfeln. Das Öl in einer Pfanne erhitzen, Zwiebel- und Tofuwürfel darin andünsten. Den gewaschenen Reis hinzugeben, glasig dünsten.

▶ Den Reis mit der Gemüsebrühe auffüllen und bei geöffnetem Topf und schwacher Hitze ca. 20 Minuten garen.

▶ Den Fisch salzen und pfeffern. Das Mehl mit dem Paprikapulver mischen und den Fisch darin wenden. Überschüssiges Mehl abklopfen.

▶ Paprika, Lauch und Zucchini waschen, putzen und klein schneiden. Unter den fast garen Reis mischen.

▶ Eine Auflaufform einfetten und den Gemüsereis hineingeben. Die Fischfilets (oder die ganzen Forellen) auf den Gemüsereis legen. Den Fisch mit der zerlassenen Butter beträufeln und mit der Sahne begießen.

▶ Im Backofen bei 200 °C auf der mittleren Schiene ca. 30 Minuten garen.

Pro Portion
360 kcal, 10 mg Phytoöstrogene

Fischragout mit Tofu
Reich an Omega-3-Fettsäuren

Zutaten
Für 2 Portionen

400 g	Fischfilet (z.B. Rotbarschfilet)
2 EL	Zitronensaft
100 g	Tofu
	Salz

Sauce

15 g	Butter
20 g	Mehl
250 ml	Gemüsebrühe (s. Rezept Seite 106)
5	Kapern
1 EL	Weißwein
1 EL	Zitronensaft
	Selleriesalz
	Paprikapulver edelsüß
1	Eigelb
2 EL	gehackte Petersilie

Pro Portion
404 kcal

25 mg Phytoöstrogene

Zubereitung

▶ Den Fisch waschen, trockentupfen und mit Zitronensaft beträufeln. Den Tofu in kleine Würfel schneiden und ebenfalls mit Zitrone marinieren. Fisch und Tofu ca. 30 Minuten stehen lassen.

▶ Die Butter in einem Topf zerlassen, das Mehl hineinrühren, bis eine glatte, hellgelbe Masse entstanden ist. Mit der Gemüsebrühe unter ständigem Rühren nach und nach ablöschen. Es dürfen keine Klumpen entstehen.

▶ Die Sauce aufkochen, die Kapern hinzufügen. Den Fisch in mundgerechte Stücke schneiden und zusammen mit dem marinierten Tofu in die Sauce geben. Mit Wein, Zitronensaft, Salz und Paprika abschmecken.

▶ Den Fisch in der Soße 10 bis 15 Minuten bei schwacher Hitze garziehen lassen. Anschließend das Eigelb mit 1 Esslöffel kaltem Wasser verquirlen und die Sauce damit binden, dabei darf die Sauce nicht mehr kochen.

▶ Die gehackte Petersilie über das fertige Fischragout streuen.

Tipp

▶ *Dazu schmeckt Kräuterreis. Sie können aber auch Salzkartoffeln dazu servieren.*

Tofucreme mit Obst
Reich an hochwertigem Eiweiß

Zutaten
Für 2 Portionen

100 g Tofu
2 Bananen
1 EL Zitronensaft
1 Maracuja
1 EL flüssiger Honig
1 Vanilleschote
2 Eiweiße
100 ml Sahne

Pro Portion
340 kcal

25 mg Phytoöstrogene

Zubereitung

▶ Den Tofu in Würfel schneiden. Die Bananen schälen und die Früchte in Stücke schneiden, mit dem Zitronensaft beträufeln. Die Maracuja schälen und das Fruchtfleisch vom Stein lösen und in kleine Stücke schneiden.
▶ Den Tofu zusammen mit den Bananenstücken und dem Honig im Mixer oder mit dem Pürierstab pürieren.
▶ Die Vanilleschote längs aufschlitzen und das Mark mit einem Messer herauskratzen. Vanillemark zu der Tofumasse geben. Die Maracujastücke unterrühren.
▶ Die Eiweiße in einer sauberen Schüssel zu sehr steifem Eischnee schlagen. Die Sahne ebenfalls schlagen. Die Sahne unter die Tofumasse heben. Anschließend vorsichtig den Eischnee unterheben.
▶ Die Tofucreme abschmecken, eventuell mit Vanillezucker nachsüßen, in Gläser füllen und kalt stellen.

Tipps

▶ *Sie können die Creme auch mit anderen Früchten der Saison zubereiten.*
▶ *Bei sehr saftigen Früchten lassen Sie den Zitronensaft weg.*

Gefüllte Aprikosen
Reich an Carotinoiden

Zutaten
Für 2 Portionen

3 reife Aprikosen	
1 Banane	
50 g Tofu	
1 EL Zitronensaft	
1 EL Honig	
2 Blatt weiße Gelatine	
1 Eigelb	
50 g Zucker	
Mark von ½ Vanilleschote	
50 g Joghurt	
100 ml Sahne	
Orangensaft	

Pro Portion
394 kcal

10 mg Phytoöstrogene

Zubereitung

▶ Die Aprikosen waschen, halbieren und entsteinen. Die Banane schälen, in Stücke schneiden und den Tofu würfeln. Banane zusammen mit Tofu, Zitronensaft und Honig im Mixer oder mit dem Pürierstab pürieren, kalt stellen. Die Gelatine in wenig kaltem Wasser einweichen.

▶ Das Eigelb mit dem Zucker und dem Vanillemark aus der Vanilleschote mit dem Handrührgerät schaumig rühren, bis das Eigelb cremig wird. Den Joghurt unterrühren.

▶ Die Gelatine ausdrücken und bei schwacher Hitze auflösen. Wenn die Gelatine flüssig ist, etwas von der Eigelbmasse unter die Gelatine rühren. Anschließend die Gelatine unter ständigem Rühren zu der Eigelbmasse geben.

▶ Die Creme ca. 20 Minuten kalt stellen, dabei immer wieder umrühren. Die Sahne steif schlagen. Wenn die Eigelbmasse anfängt fest zu werden, die Tofumasse unter die Eigelbmasse rühren. Anschließend die Sahne unterheben. Die Creme kalt stellen, bis sie fest geworden ist.

▶ Mit einem Löffel oder Eisportionierer die Creme in die Aprikosenhälften füllen. Den Rest der Creme mit etwas Orangensaft glatt rühren, auf zwei Teller geben und die Aprikosenhälften darauf servieren.

Äpfel mit Zuckerfäden
Reich an Flavonoiden

Zutaten
Für 2 Portionen

2 Äpfel
40 g *Speisestärke*
200 g *hocherhitzbares Pflanzenöl oder Frittierfett*
25 g *Zucker*
½ EL *Sesamsamen*

Pro Portion
170 kcal

Zubereitung

▶ Die Äpfel waschen, schälen und das Kerngehäuse entfernen. Die Äpfel in etwa 2 mal 4 cm große Würfel schneiden. Die Apfelwürfel in der Speisestärke wenden, bis sie gut damit bedeckt sind. Überschüssige Stärke abklopfen.

▶ Das Öl oder das Frittierfett in einem Wok oder einem Topf erhitzen, bis es ganz heiß ist – wenn an dem Stiel eines Holzlöffels Blasen aufsteigen, ist die richtige Temperatur erreicht.

▶ Die Apfelwürfel in das heiße Fett geben und ca. 3 Minuten frittieren, bis sie goldgelb sind. Die Äpfel herausnehmen und auf Küchenpapier abtropfen lassen.

▶ Das Öl ausgießen, den Topf oder den Wok nicht auswischen. Den Zucker mit 2 Esslöffeln Wasser hineingeben und bei schwacher Hitze unter ständigem Rühren auflösen. Eventuell noch etwas Wasser hinzugeben. Den Zucker so lange garen, bis sich große Blasen bilden, dabei den Topf immer wieder vom Herd nehmen.

▶ Die Apfelwürfel in die Zuckermelasse geben und darin schwenken. Anschließend kurz in kaltes Wasser tauchen, damit die Äpfel knusprig werden und die Zuckermelasse Fäden zieht. Die Sesamsamen darüber streuen.

Obstsalat mit Nüssen und Tofu
Reich an Flavonoiden

Zutaten
Für 2 Portionen

1 Apfel	
1 Banane	
1 Kiwi	
1 Orange	
2 EL Multivitaminsaft	
1 EL Zitronensaft	
2 EL Zucker	
2 EL Walnusskerne	
2 EL gehackte Haselnusskerne	
1 EL Pinienkerne	
1 EL Sesamkerne	
50 g Tofu	
1 EL Sojaöl	

Pro Portion
302 kcal

10 mg Phytoöstrogene

Zubereitung

▶ Das Obst waschen, schälen und in mundgerechte Stücke schneiden. In einer Schüssel mit dem Multivitamin- und dem Zitronensaft mischen, mit Zucker abschmecken.

▶ Die Nüsse nach Belieben hacken. Nüsse mit den übrigen Kernen mischen. Den Tofu in ganz kleine Würfel schneiden.

▶ Das Öl in einer Pfanne erhitzen und die Tofuwürfel darin knusprig anbraten, bis sie goldbraun sind. Die Nüsse und Kerne hinzufügen und bei sehr schwacher niedriger Hitze unter ständigem Rühren kurz mitrösten.

▶ Alles aus der Pfanne nehmen und abkühlen lassen. Die Nüsse und den Tofu kurz vor dem Servieren zu dem Obst geben, alles gut vermengen.

Tipps

▶ *Der Obstsalat schmeckt auch mit nicht gerösteten Nüssen und Kernen. Sie können diese dann sofort mit dem Obst mischen. Der Tofu sollte aber trotzdem knusprig gebraten werden.*

▶ *Sie können auch andere sommerliche Früchte der Saison nehmen und die Nüsse weglassen. Gut gekühlt ist der Obstsalat dann eine angenehme Erfrischung.*

Der Rezepteteil

Sojashake
Reich an Flavonoiden

Zutaten
Für 2 Portionen

	1 reife Birne
	1 Apfel
	½ Zitrone
	½ Orange
	1 Banane
	1 EL Honig
	2 Tassen Sojamilch

Zubereitung

▶ Die Birne und den Apfel waschen, die Kerngehäuse entfernen und die Früchte entsaften. Die halbe Orange und Zitrone auspressen. Die Banane schälen und die Frucht in kleine Stücke schneiden.

▶ Die Säfte mit Honig, Bananenstücken und Sojamilch mischen. Alle Zutaten so lange pürieren, bis ein locker-schaumiges Getränk entstanden ist. Den Sojashake sofort servieren.

Pro Portion
25 mg
Phytoöstrogene

Wellnessdrink
Reich an Carotinoiden

Zutaten
Für 2 Portionen

2	Möhren
1	Apfel
1	Birne
½	Avocado
1	Banane
2 EL	frische oder gefrorene Himbeeren
1 EL	Honig
2 Tassen	Sojamilch

Zubereitung

▶ Möhren, Apfel und Birne waschen, putzen und entsaften. Die Avocado schälen, vom Stein befreien und das Fruchtfleisch in kleine Stücke schneiden. Die Banane schälen und die Frucht klein schneiden.

▶ Den Saft mit Avocado, Banane, Himbeeren, Honig und Sojamilch in einen Mixer geben. Alles so lange mixen, bis ein locker-schaumiges Getränk entstanden ist. Den Drink sofort servieren.

Pro Portion
25 mg
Phytoöstrogene

Anhang

Präparate mit Phytoöstrogenextrakten

Präparat	Hersteller	Zusammensetzung
Präparate zum Einnehmen		
Alsiroyal	Alsitan, Am Brühl 16–18, 86926 Greifenberg, Tel. 0 81 92/9 30 10	50 mg Isoflavone, 15 mg Gelée Royale sowie zusätzliche Vitamine
Melbrosia plus	Medipharma, Michelinstraße 10, 66424 Homburg, Tel. 0 68 41/70 92 46	Enthält primär Blütenpollenextrakte, zusätzlich 20 mg Isoflavone
Menoflavon	Pascoe GmbH, Schiffenberger Weg 55, 35294 Gießen, Tel. 06 41/7 96 00	Phytoöstrogene aus Rotklee-Extrakt
Orthomol Femin	ORTHOMOL GmbH, Herzogstraße 30, 40764 Langenfeld, Tel. 0 21 73/9 05 90	40 mg Isoflavone, zusätzlich Vitamine, Mineralstoffe und Spurenelemente
Orthomol Flavon f (speziell zur Brustkrebsprophylaxe)	ORTHOMOL GmbH, Herzogstraße 30, 40764 Langenfeld, Tel. 0 21 73/9 05 90	Die Tagesdosis enthält 50 mg Soja-Isoflavone, zusätzlich antioxidative Vitamine, Carotinoide, Bioflavonoide, Selen und Omega-3-Fettsäuren
Phytoestrol N Dragees	Chemisch-Pharmazeutische Fabrik Göppingen Carl Müller, Apotheker, GmbH & Co. KG, Bahnhofstraße 33–35 u. 40, 73033 Göppingen, Tel. 0 71 61/67 60	Enthält gereinigte Trockenextrakte aus Rhapontik-Rhabarberwurzel (gehört im weitesten Sinne zu den Phytoöstrogenen). Das Präparat ist verschreibungspflichtig.
Phytoöstrogene	Madaus AG, Ostmerheimer Str. 198, 51109 Köln, Tel. 02 21/8 99 80	50 mg reine Sojaisoflavone mit Inulin in einer Tageskapsel
Phyto-Soya	Arko Pharma, Bajuwarenring 12, 82041 Oberhaching, Tel. 0 89/6 28 17 10	35 mg Isoflavon

Präparat	Hersteller	Zusammensetzung
tetesept Femin Aktiv meno	tetesept Pharma GmbH, Eckenheimer Landstraße 100, 60048 Frankfurt, Tel. 0 69/15 03-2 74	40 mg Sojaisoflavone in Kombination mit dem Vitamin-B-Komplex und Melisse zur unterstützenden Wirkung. Spezieller Blister (Mo – So; morgens/abends) erleichtert die tägliche Einnahme.
Vital Formel 50+	Viamedic Plus, Maximilianstr. 36, 80539 München, Tel. 0 89/24 44 30 00	75 mg Phytoöstrogene aus Soja mit Grünteeextrakt und neuen immunstärkendem Glukan
Zellogen® formula	Dr. Wolz Zell-Hefepräparate GmbH, Postfach 11 28, 65358 Geisenheim, Tel. 0 67 22/8 26 20, 65 10	50 mg Isoflavone und 300 mg Gelée Royale
Kosmetika (äußerliche Anwendung)		
Phyto Soya Creme, Phyto Soya Vaginal Creme	Arkopharma, Bajuwarenring 12, 82041 Oberhaching, Tel. 0 89/6 28 17 10	Phytoöstrogene aus Soja, Pflegesystem, Innovativ: vaginale Anwendungsmöglichkeit
Kaanya – innovation rotklee	Kaanya Cosmetics GmbH, Gartenstr. 4, 49751 Sögel, Tel. 0 59 52/90 38 01	Innovative Rotklee-Extrakte, 6 Wochen Intensivkur mit Creme und Ampullen mit Vitaminkonzentraten und antioxidativ wirkenden Substanzen
ProCell active	Benity Group Ltd., Virchowstr. 20, 90409 Nürnberg, Tel. 09 11/97 14 11 10	Creme mit innovativem Glukan/ Hyaluronsäurekomplex, der das Immunsystem der Haut aktiviert und die Hautregeneration fördert
Vichy Novadiol	Vichy Pharma Kosmetik, Vichy-Straße, 76646 Bruchsal, Tel. 0 72 51/71 93 30	Phytoöstrogene aus Soja, Tag- und Nachtpflegecreme

Sachverzeichnis

A

Alkohol 61, 73
Angiogenesehemmer 68
Anti-Aging 74 f
Aromatase 68
Arteriosklerose 39, 51 ff
Arterioskleroseprophylaxe, Ernährung 60 f
Asienläden 100 f
– Einkaufstipps 101
Ausdauersportarten 61
Azuki 102

B

Bakterienkultur, probiotische 47
Bambus 102
Bewegung 61
Blutfette 15
Blutgefäße
– Verkalkung 51 ff
– vorgeschädigte 54
Blutverdünnung 58
Brust, Selbstuntersuchung 66
Brustkrebs
– Alkohol 61
– Japan 16, 64 f
– Risiko 66
Brustkrebsgefahr, Phytoöstrogene 70 f
Brustkrebsprophylaxe, Ernährung 72 f
Brustkrebsrisiko 28

C

Cholesterin 15 f, 55
– Anderson-Studie 57
Cholesterin/HDL-Koeffizient 56

D

Darmflora 33 f
Demenz 82
Designerhormone 16, 45

E

Eierstöcke 22
Endokrinologie 28
Erbsen 95
Ernährung 36 f

F

Fett 60
Fisch 71
Folsäure 59
Freie Radikale 17, 57
– – Krebs 67

G

Gefäßschutzhormone 52
Genistein 45, 58
Gentechnik 80
Gesamt-Cholesterinspiegel 55
Geschlechtshormone 22
Gestagen 22
Gewicht 37
Grüner Tee 102

H

HatchoMiso 90
Haut 18
Hautalterung 74
HDL-Cholesterin 56 f
Hemmung, kompetitive 65
Herzerkrankung, koronare, Risiko 54
Herzinfarkt 54
– Japan 54 f
Herzrasen 23
Hirnanhangsdrüse 24
Hitzewallungen 14, 23
Homocystein 58 f
Hormonblocker 67
Hormonersatzpräparate 29
– Einnahmedauer 35
Hormonkosmetika 18
Hormonmodulation 29 f
Hormonproduzent 68
Hormonsubstitution 26 f
Hülsenfrüchte 95
Hyaluronsäure 74 f
Hypophyse 24 f
Hypothalamus 24 f

I

Ipriflavon 46
Isoflavone 31, 78
Isoflavongehalt, Soja 93

J

Joghurt 47

Sachverzeichnis

K
Kalzium 42, 48
Klimakterium 21 ff
Knochen 42 f
Knochendichte 42
Kosmetika 135
Krebs 68
Krebsentstehung 67
Krebszellen 69

L
LDL-Cholesterin 56 f
– Oxidation 57
Lebenserwartung 39
Lignane 78
Limbisches System 25
Linsen 94 f
Lotussamen 102
Lotuswurzel 102

M
Magnesium 49
Miso 90
Morbus Alzheimer 39
MugiMiso 90
Mungobohnenkeimlinge 87
Muskelmasse, Abbau 37

N
Nachtkerzenöl 36
Natto 89
NCP-Programm 72
Nikotin 55
Novadiol 75

O
Olivenöl 60, 73
Omega-3-Fettsäuren 60
Osteoporose 39 ff
– Japan 44
Osteoporosebehandlung, Kosten 42
Osteoporoseprophylaxe 48 f
Östrogen 22
– Osteoporose 43
Östrogenrezeptoren 65

P
Pak choi 102
Pflanzen, nicht essbare 96

Phytoöstrogene 14 ff
Phytoöstrogene
– antioxidative Wirkung 57
– Brustkrebs 16 f, 64 f
– Haut 75
– hoher Konsum 84
– Mann 58
– PMS 30
– Risiken und Nebenwirkungen 82 ff
– Versorgung 77 ff
– Vorkommen 78 f
– Wechseljahre 22 ff
– westliche Küche 94 f
– Wirkpalette 17
Phytoöstrogenextrakte, Präparate 134 f
PMS 30
Prostatakarzinom 17

R
Rauchen 67
Rezepteteil 103 ff
Roter Klee 97

S
Schenkelhalsbruch 41 f
Schlafstörung 25
Schwangerschaft 83
SERMs 16, 45, 65
– Thromboserisiko 66
ShiroMiso 90
Shoyu 90
Soja 14, 31, 79
– als Cholesterinsenker 56
– Geschichte 81
– Verwendung 87
Sojabohnen 81, 86
– Verarbeitung 85
Sojaflocken 86
Sojagetränke 87
Sojahydrolysate 91
Sojakleie 86
Sojakonzentrate 91
Sojamehl 91
Sojamilch 87
Sojapflanze, genmodifizierte 80
Sojaprodukte 79, 93
Sojasauce 90
Sojasprossen 86 f
Sojawürstchen 92

Sachverzeichnis

Sonnenlicht 49
Sport 73
Stress 64
Sufu 89

T
Tamari 90
Tempeh 89
Temperaturzentrum 25 f
Thromboserisiko 45
Tofu 82, 88
Traubensilberkerze 96
Tumorneoangiogenese 69
TVP 92

U
Übergewicht 72
UV-Strahlung 74

V
Vitamine 36 f
Vollsojagrieß 85
Vollsojamehl 85

W
Warenkunde, asiatische 102
Wechseljahre 24
– Asien 30 f
– Einstellung 33
– Ernährung 36 f

Rezepteverzeichnis

Äpfel mit Zuckerfäden 130
Auberginen-Fleisch-Pfanne 118
Auberginen-Zucchini-Salat 111

Bunter Bauernsalat 109

Chicorée in Tofuragout 123
Chinesische Tomatensuppe 120

Eintopf mit roten Linsen und Tofu 107

Fisch und Lauch in heller Misosuppe 108
Fischragout mit Tofu 127
Frischkornmüsli mit Soja 105

Gebackener Zander im Reisbett 126
Gefüllte Aprikosen 129
Gemüsebrühe 106
Gemüselasagne 117
Gratiniertes Fischfilet mit Tofu 116

Hähnchenkeulen chinesischer Art 119

Italienischer Gemüseauflauf 114

Kartoffel-Fenchel-Gratin 121

Obstsalat mit Nüssen und Tofu 131

Pochierter Lachs mit Gurkenragout 125

Rohkost mit Tofudressing 110

Seezunge im Gemüsebett 124
Sojashake 132
Sommerlicher Fenchelsalat 112
Spinatgratin mit Krabben und Lachs 115
Süßer Sojabohnenquark 104

Tofucreme mit Obst 128

Wellnessdrink 133
Winterlicher Rohkostsalat 113

Zucchiniboote 122

Besser durch die Wechseljahre

Buch-Tipp!

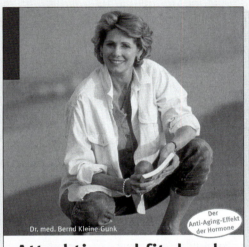

- Erleben Sie unbeschwerte Wechseljahre
- Der Anti-Aging-Effekt durch das „Jungbrunnen-Hormon" Östrogen
- So halten Sie Ihr Idealgewicht

Vom selben Autor bei TRIAS erschienen:
Die Gebärmutter: Gezielte Hilfe bei Erkrankungen
1997, 166 S. 15. Abb.
€ 17,95 [D]/30,60 SFr
ISBN 3-89373-400-7

2002, 200 S., 46 Abb.,
€ 14,95 [D] / SFr 25,90
ISBN 3-8304-3053-1

TRIAS in
MVS Medizinverlage Stuttgart
Postfach 30 05 04
70445 Stuttgart

 Besuchen Sie uns im Internet
www.trias-gesundheit.de

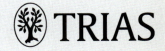

Einkaufsführer von HAUG:
Kurz – knapp – fundiert

Damit Sie wirklich „Ihre" Vitamine kaufen

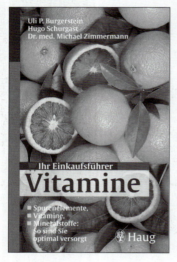

128 S.
€ 7,95 [D] / SFr 14,20
ISBN 3-8304-2086-2

So finden Sie die Phytoöstrogene

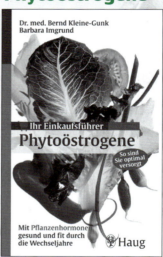

128 S.
€ 7,95 [D] / SFr 14,20
ISBN 3-8304-2089-7

Haug in
MVS Medizinverlage Stuttgart
Postfach 30 05 04
70445 Stuttgart

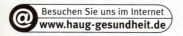
Besuchen Sie uns im Internet
www.haug-gesundheit.de

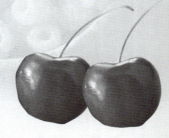

Die schnelle Info, um Lebensmittel richtig zu kombinieren

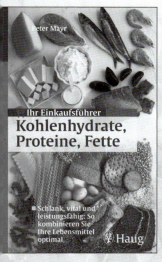

128 S.
€ 7,95 [D] / SFr 14,20
ISBN 3-8304-2090-0

Immer die richtigen Schüßler-Salze zur Hand

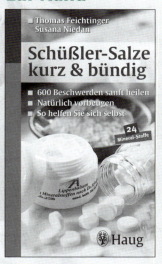

106 S.
€ 6,45 [D] / SFr 12,00
ISBN 3-8304-2054-4

Bringen Sie Ihren Säure-Basen-Haushalt in Balance

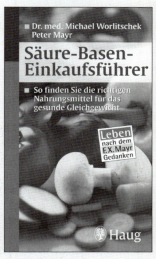

108 Seiten, 3 Abb.
€ 6,45 [D] / SFr 12,00
ISBN 3-8304-2053-6

Einkaufsführer von HAUG: Kurz – knapp – fundiert

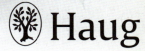

Sanft heilen – voll im Trend

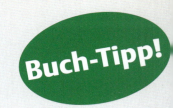

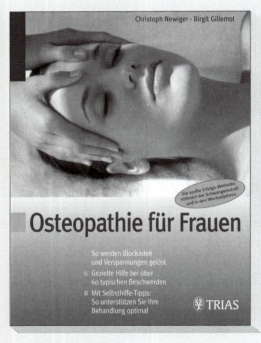

- Sanfte Therapie bei über 60 typischen Frauenleiden

- Gezielte Hilfe bei Beschwerden in den Wechseljahren

- So kommen Sie an einen geeigneten Osteopathen

184 Seiten, 35 Fotos
€ 17,95 [D] / SFr 30,60
ISBN 3-8304-3055-8

TRIAS in
MVS Medizinverlage Stuttgart
Postfach 30 05 04
70445 Stuttgart

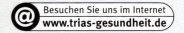

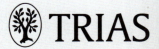